かかとから着地は大間違い！

免震ウォーキングで足へバーデン・浮き指・扁平足を改善

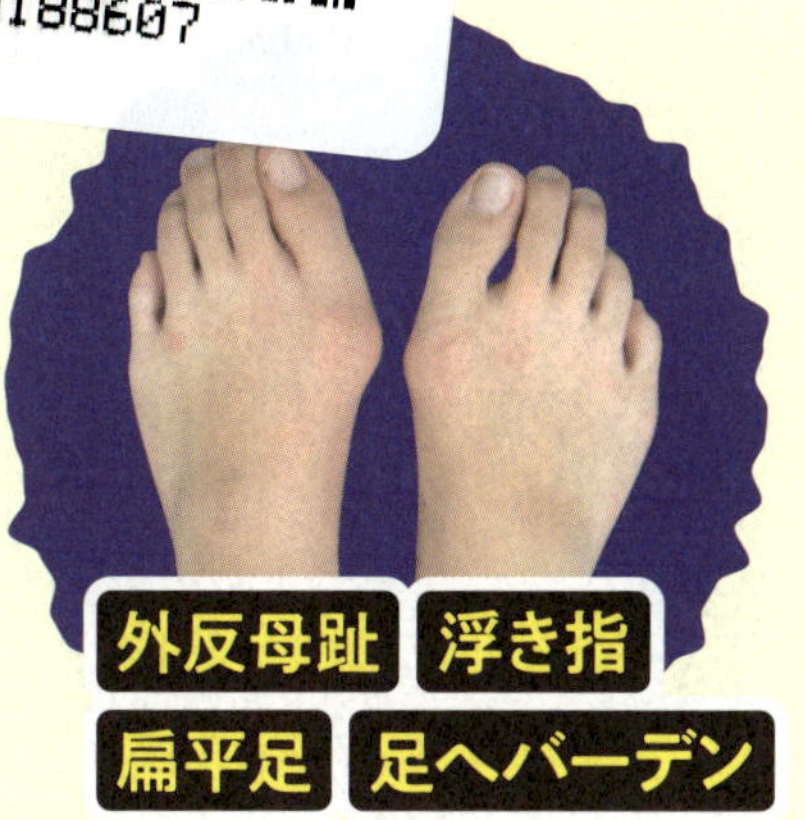

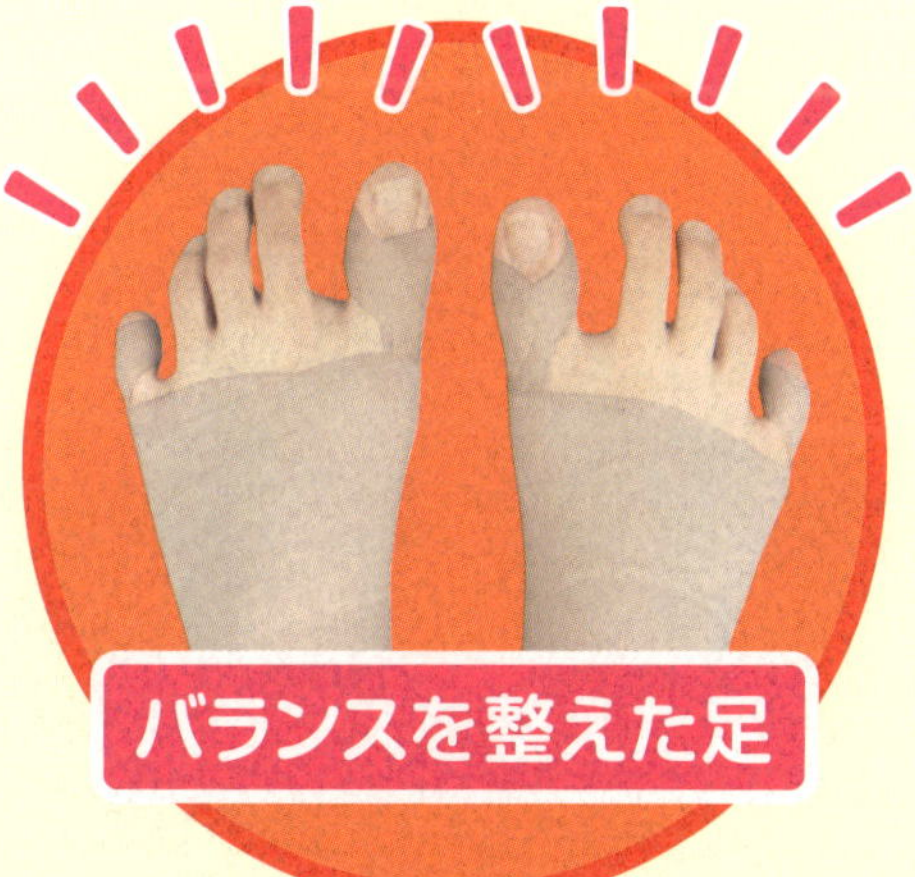

笠原 巖
Kasahara Iwao
笠原接骨院院長
外反母趾・浮き指・
へバーデン結節研究家
柔道整復師

さくら舎

かかと着地は大間違い！
全ては重力を中心に考える

- 「重力」を中心に考えると、**正しい歩行「免震ウォーキング」**と、間違った歩行**「かかとから着地」**の**【差】**がわかります。
- 地球に住んでいる限り、**「重力とのバランス」**を効率的に保つことを余儀なくされています。その**「重力とのバランス」**を一番多くコントロールしているところが**「足」**です。
- よって人間の土台となる**「足」**から患部や全身を「重力とのバランス」で整え、常に正しい歩行を促すことで自然治癒力を発揮させることが大切です。
- 宇宙でいちばん体を老化させるエネルギーは「過剰な重力」です。

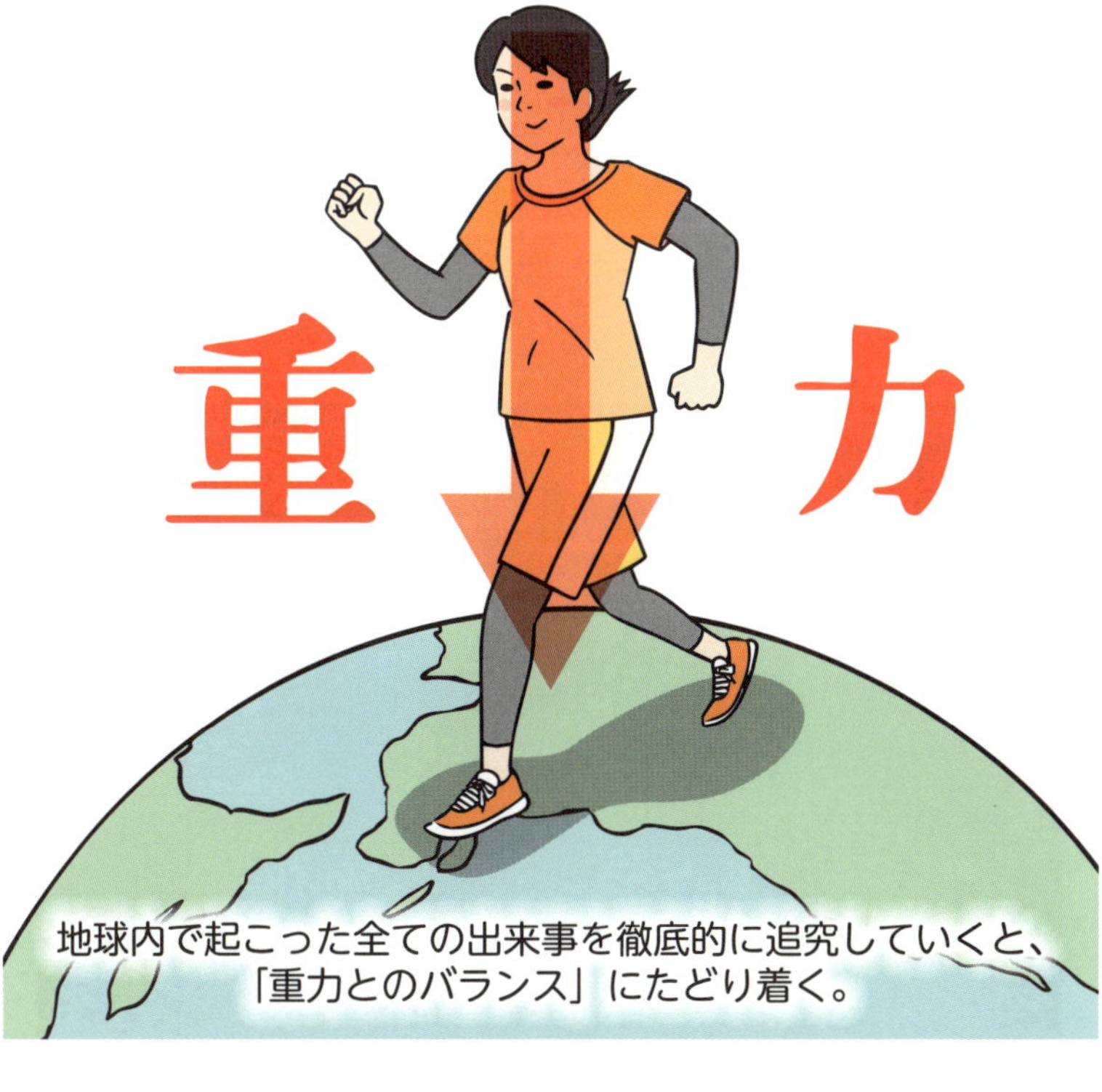
重
力
地球内で起こった全ての出来事を徹底的に追究していくと、
「重力とのバランス」にたどり着く。

宇宙から「重力」を中心に健康を考える時代

- 宇宙に華麗に輝く星々はただ浮いているのではなく、**「重力を中心」**に一定のバランスが保たれています。
- 太陽そして地球、月も**「重力を中心」**に一定のバランスを保ち、公転しています。
- 宇宙の星々は**「重力とのバランス」**が崩れると、他の星に衝突したり、ブラックホールに吸い込まれ消滅していきます。
- 地球自体も**「重力を中心」**に成り立ち生きています。その中に住む人間も**「重力とのバランスを効率的に保つ」**ことで生かされ、肉体と脳と精神が鍛えられ、健康と共に発展・進化が促されてきました。
- その**「重力とのバランス」**を一番多くコントロールしているところが、人間の土台となる**「足」**であり、**日々の正しい歩き方**です。
- しかし、**かかとからの着地は「重力とのバランス」を崩し**、人間本来の特性や能力を低下させ、**様々な痛みや不調を起こしています。しかし、時間をかけて少しずつ蓄積されていくため、本当の原因に気づかないのです。**人類の存続を「かかと着地」が脅かしているのです。

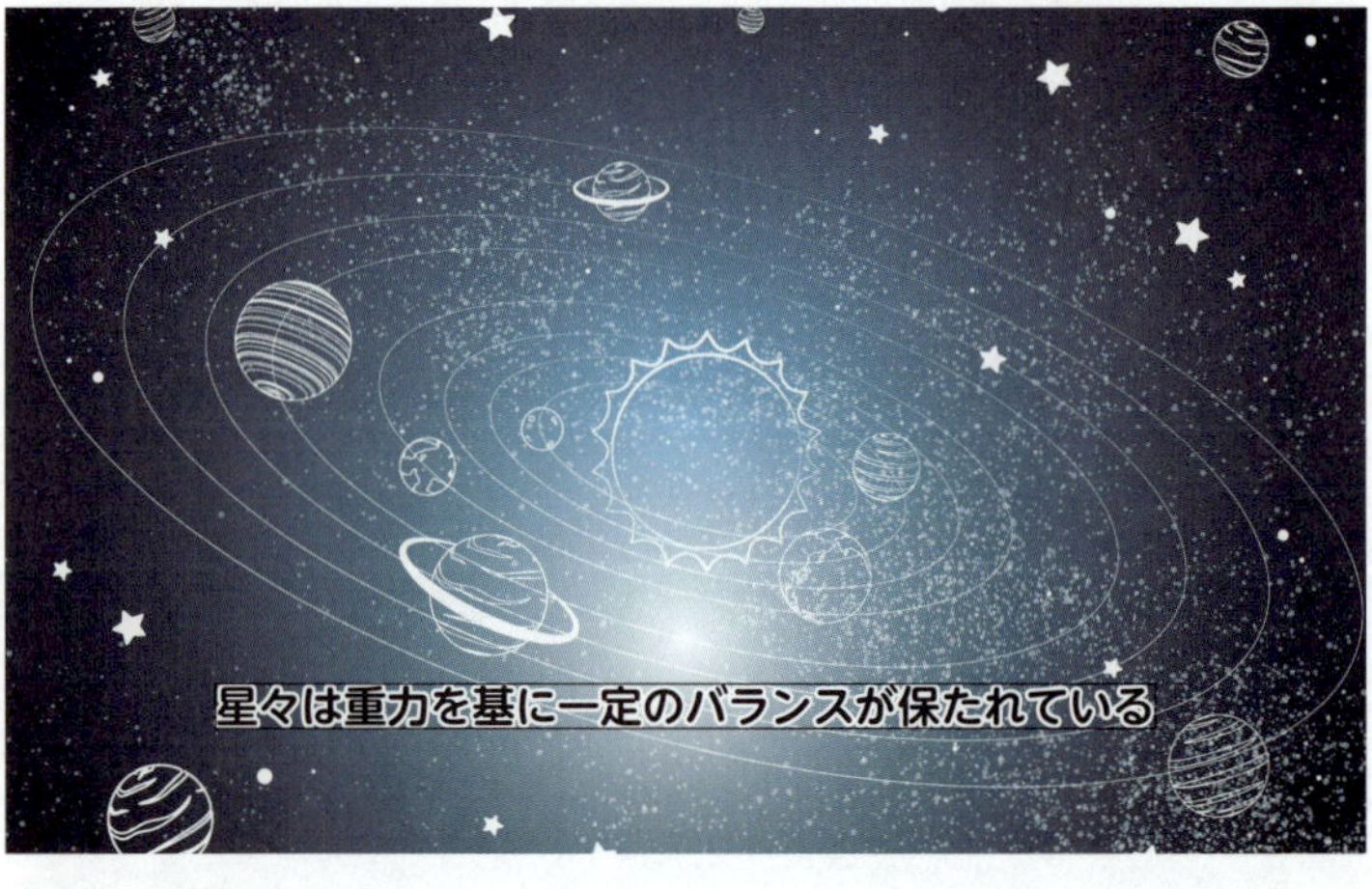

星々は重力を基に一定のバランスが保たれている

現代人は「重心がかかと」に片寄ってしまった！

- 時代の変化、ライフスタイルの急変に伴って、現代人の足に「外反母趾」「浮き指」「扁平足」「ひどい外反母趾：仮称『足へバーデン』」などの異変が急増し、「重心がかかと」へ片寄ってしまいました。
- そこへ、更に「かかとから着地」することを促してきたことが間違いの元であり、その結果として

❶負傷の瞬間を特定できない…慢性痛や関節の変形、すり減り

❷原因のはっきりしない…自律神経失調やうつ状態

❸発症に気付きにくい…生活習慣病（代謝障害）

などで悩む人が増え続け、健康寿命を10年短くしているのです。

- 「※介達外力」に「時間経過」とを加えて追究していくと、「かかと着地」とこれらの症状との関係は、常に90％以上の割合で一致します。（当院30年間の調べ）

だから、「かかとから着地」は間違い！

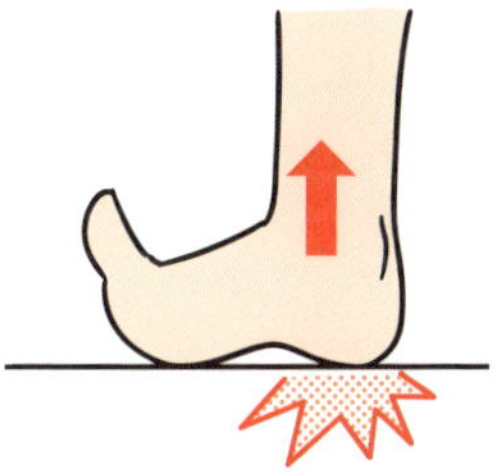

※「介達外力」とは……
かかとからの突き上げが上部に伝わり、ダメージを蓄積すること。

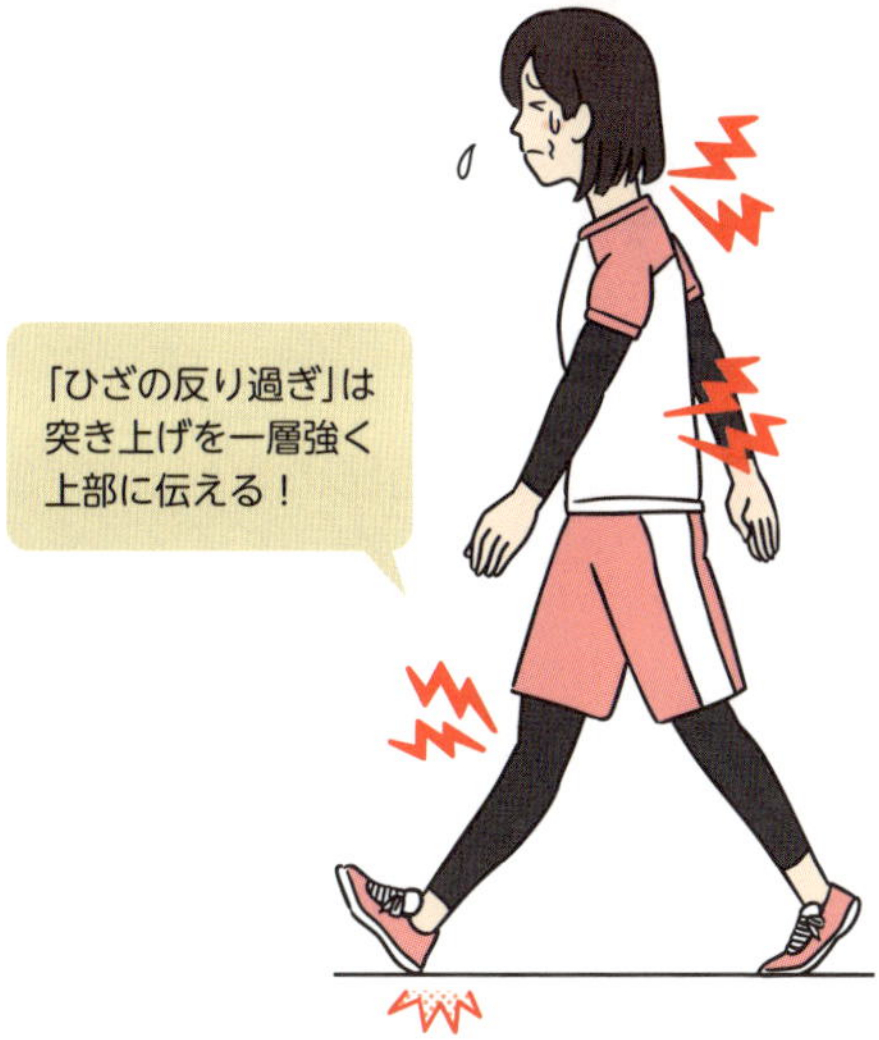
「ひざの反り過ぎ」は
突き上げを一層強く
上部に伝える！

こんな「足」の人は、「一万歩」歩いてはいけない！

自分の足の異変を認めたくない、他人事のように思い込んでいる人。

外反母趾

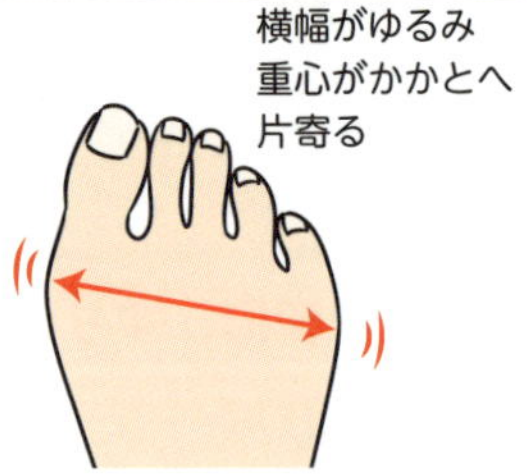
横幅がゆるみ
重心がかかとへ
片寄る

浮き指

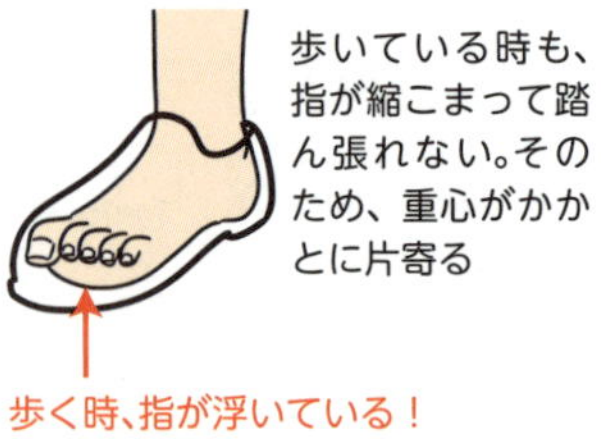
歩いている時も、指が縮こまって踏ん張れない。そのため、重心がかかとに片寄る
歩く時、指が浮いている！

扁平足

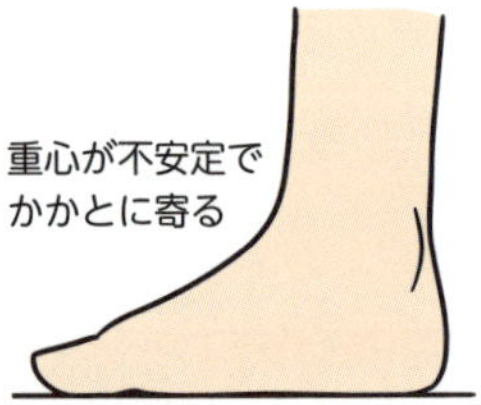
重心が不安定で
かかとに寄る

ひどい外反母趾「足へバーデン」

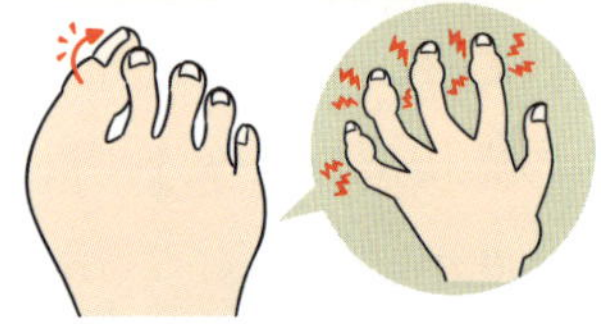

手の第一関節が太く変形するヘバーデン結節が、足に発症したひどい外反母趾「仮称：足へバーデン」

● 足の異変は、**足裏のセンサー「メカノレセプター」**となる体の重要な「３つの機能」を低下させます。

❶安定機能の低下…関節にゆがみ（ずれ）が起こり、姿勢が悪くなります。

❷免震機能の低下…関節の変形、すり減り、老化を早めます。

❸運動機能の低下…歩行力の衰えと共に、肉体と脳と精神のバランスが低下します。

● 足裏のセンサー**（メカノレセプター）とは**、まず足裏からの情報を脳に伝え、次に脳からの情報を全身に伝え、身体を安全に守る機能。**「歩行」**は、人類が絶えず変化する環境に適応するために用いてきた生存手段。

「足裏のバランス」を整えると、意識しなくても自然と正しい歩行が促される

カサハラ式足裏バランステーピング法で整える

一般的な外反母趾

テーピング前

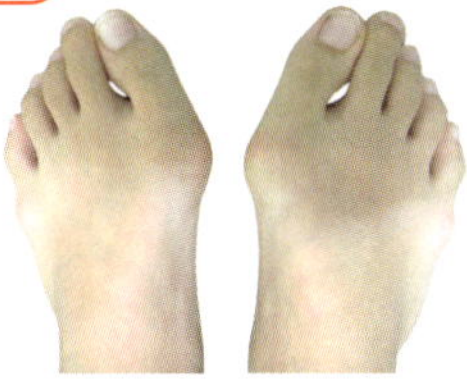

親指と小指に分けると残りの３本の指に力が入る

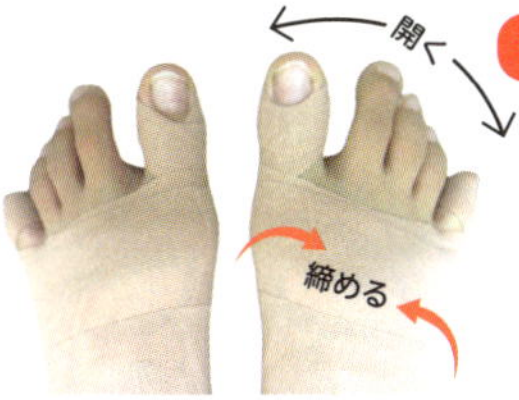

テーピング中

横幅を
締めると
指が開く原理

浮き指

テーピング前

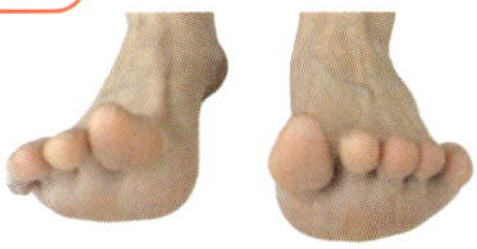

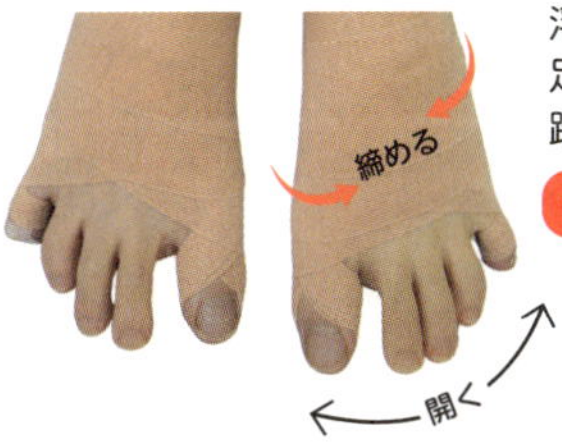

浮いていた
足指が下がり、
踏ん張れる

テーピング中

扁平足

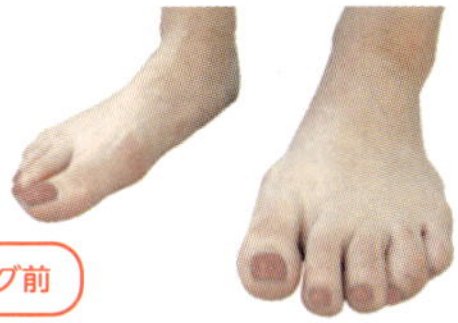

テーピング前

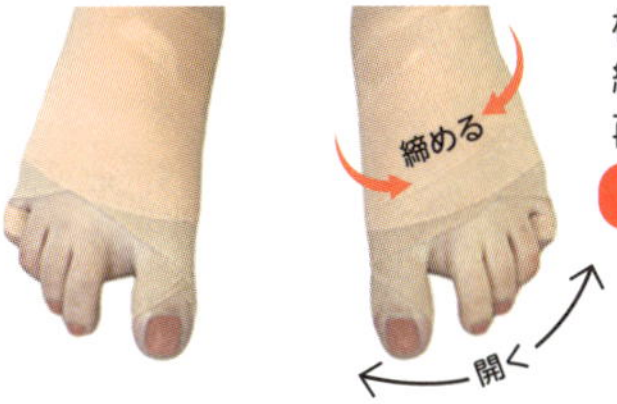

横アーチと
縦アーチが
再生

テーピング中

ひどい外反母趾「足へバーデン」

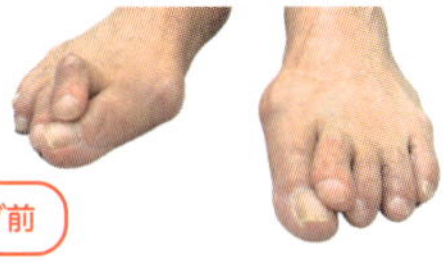

テーピング前

手のへバーデン結節が
足に転移したもの

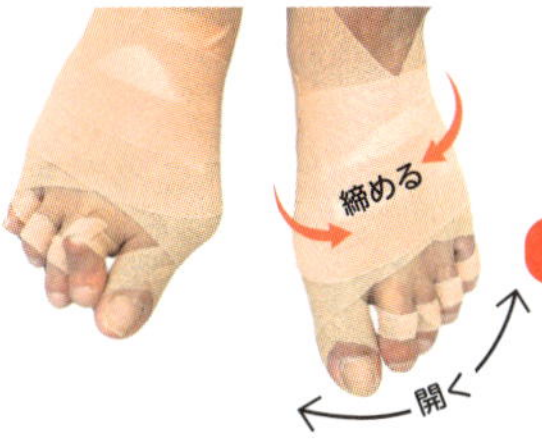

変形している
それぞれの指も
テーピングで
整える

テーピング中

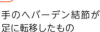

自分でサポーターを用いて「免震歩行」を助ける

正しい歩行（免震歩行）は意識するだけではできません。
身近なサポーターを用いて自分で歩き方を直しましょう。

①テーピングの代わりになる「３本指テーピング靴下」

足の異変『初期』

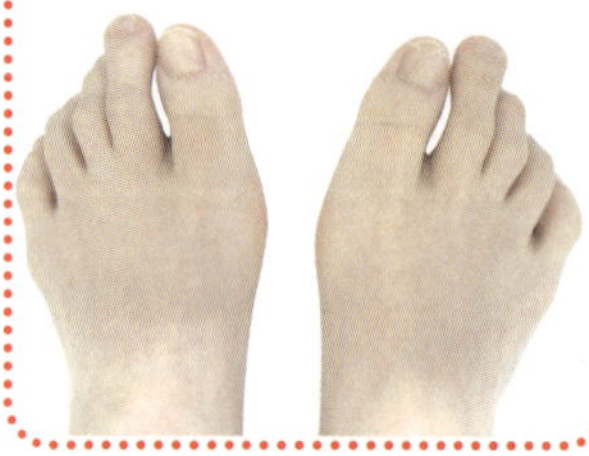

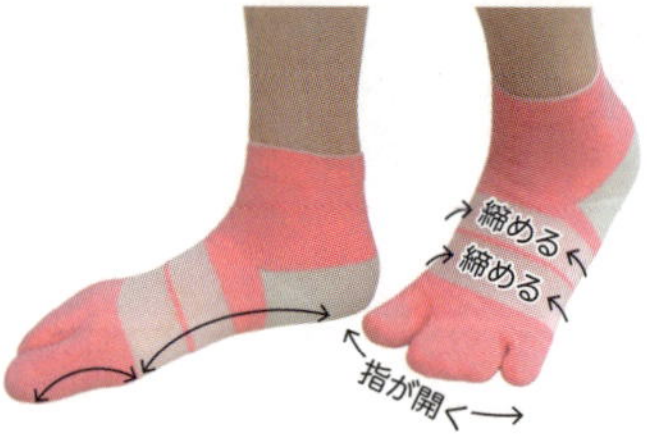

横幅を締めるテーピング機能と、３本指構造で
指が開き、踏ん張れ、「ねじれ歩行」を防ぐ

②３本指テーピング靴下と「指間パット」サポーターとの併用

足の異変『中期』

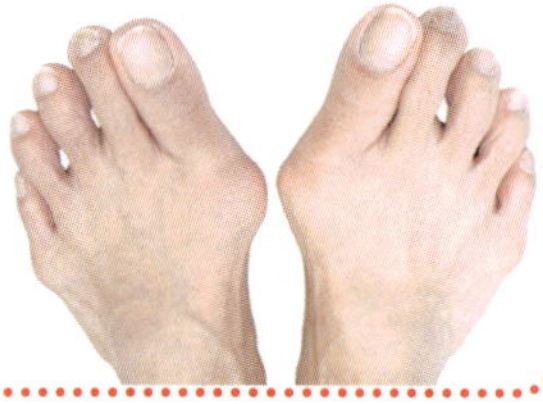

足裏のバランスを整える
『指間パット』サポーターと
「３本指テーピング靴下」との
併用

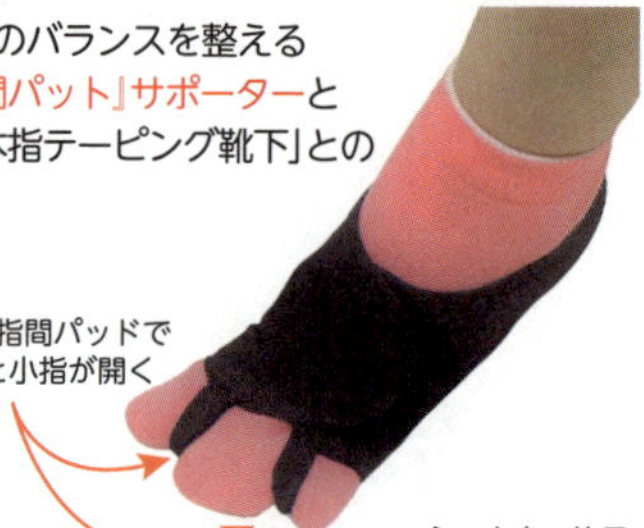
２つの指間パッドで
親指と小指が開く

主に自宅で使用

③３本指テーピング靴下と「筒形」サポーターとの併用

足の異変『後期』

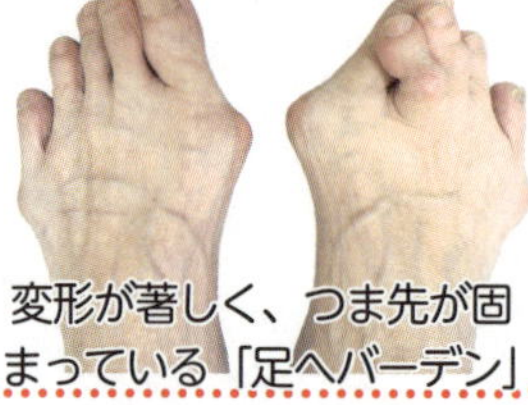

変形が著しく、つま先が固
まっている「足ヘバーデン」

足裏のバランスを整える
「筒形」サポーター
「３本指テーピング靴下」と
の併用

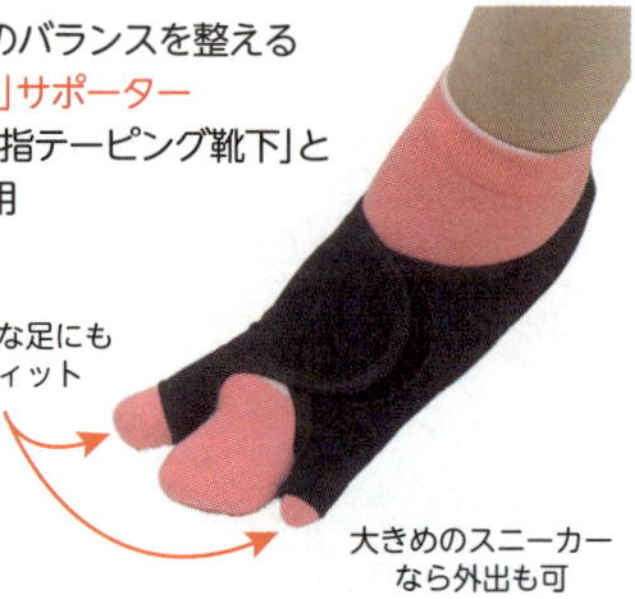
どんな足にも
フィット

大きめのスニーカー
なら外出も可

ウォーキングで姿勢を良くするには、
「足」と「股関節」をサポートして上半身を安定させる

①第１の土台の基礎工事

A　簡単・強力に足裏アーチをサポート【足から姿勢を整える】

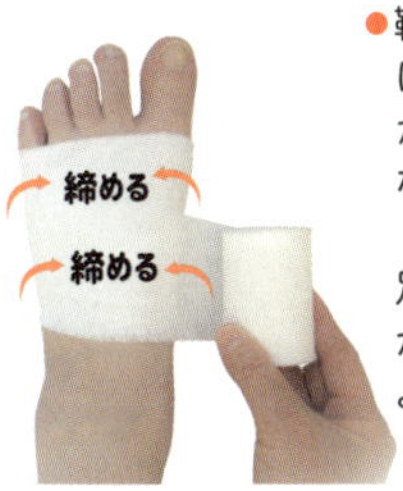

●靴下を履く前に、指の付け根から甲に「伸びない綿包帯」を５～６周巻き、足の横幅が広がり過ぎないようにする。

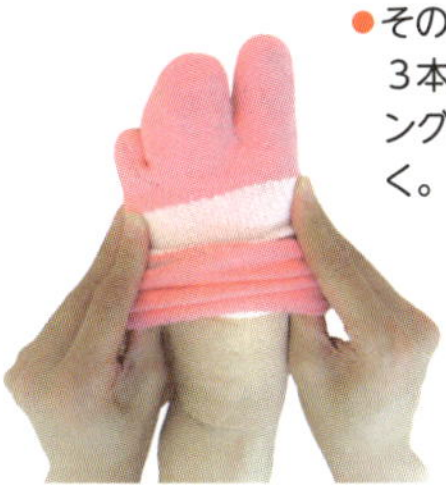

●その上から、３本指テーピング靴下を履く。

B　人工筋肉素材の免震インソールで縦揺れ・横揺れを防ぐ【関節の老化を防ぐ】

●ビルの基礎工事に義務付けられている円柱形の免震ゴムと同じように人間にも用いる

●免震インソールでかかとからの突き上げを吸収無害化し、関節の変形、すり減り、老化を防ぐ

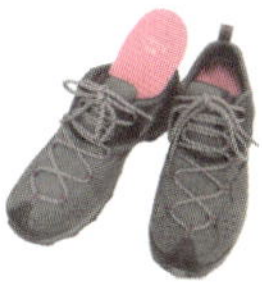

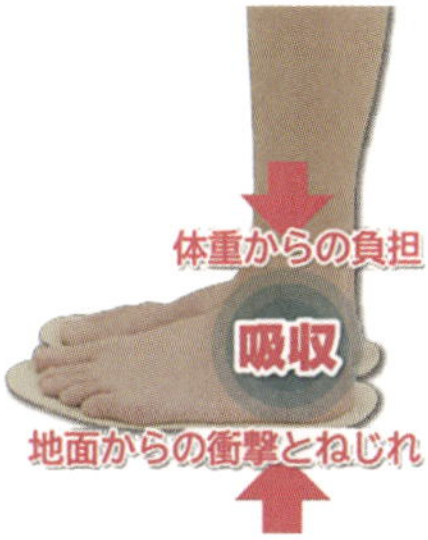

②第２の土台の基礎工事

股関節（大転子）の基礎工事で姿勢を正して歩く【股関節の安定に比例して姿勢もよくなる】

● 股関節は上半身と下半身を結ぶ「かなめ」でもある。股関節の外側にある「大転子」を締めると姿勢が良くなり、正しい歩行を助ける。

● 縦ポケットと横ポケットが付いているので曲げ伸ばしが簡単で誰でもしっかりと股関節を固定できる。

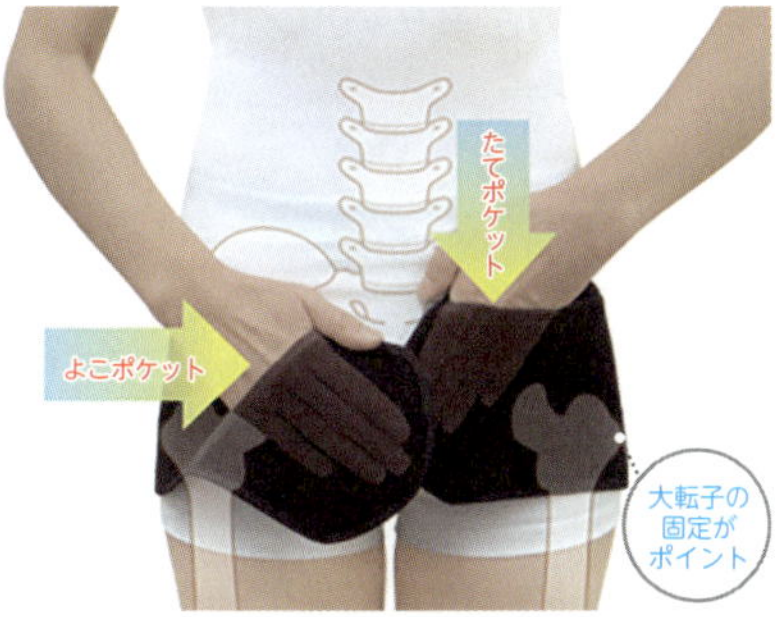

「足裏から全身のバランス」を整えて日々歩くと、10歳若く生きることができる！

足裏が安定すると「３つの機能」（足裏のセンサー）が発揮され、10 歳若く生きられます。

①足裏のセンサー【安定機能】とは

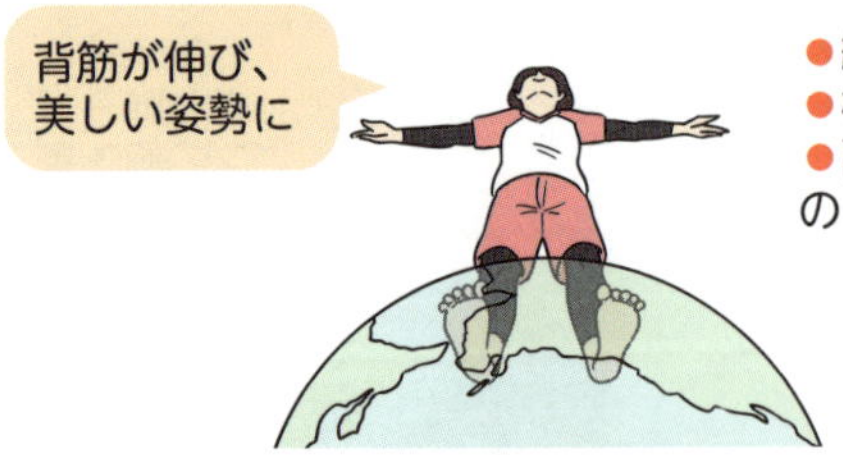

- 縦（前・後）×
- 横（左・右）×
- 高さ（上下）×

の『バランス』のことである。

②足裏のセンサー【免震機能】とは

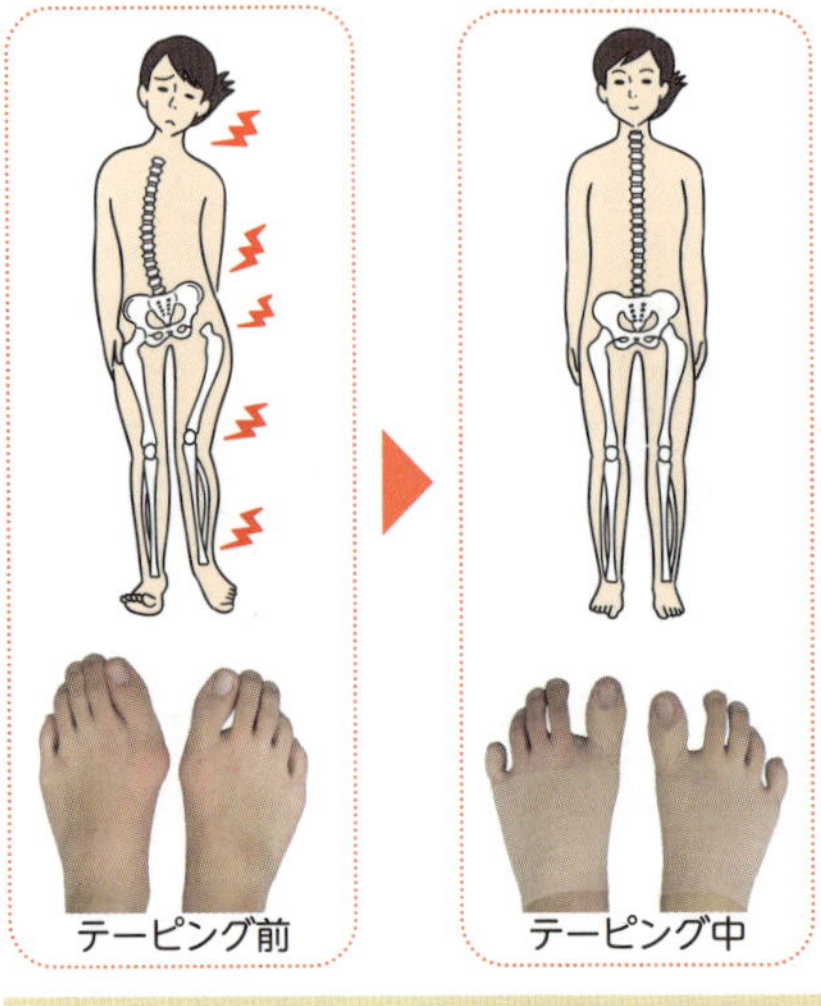

- 時間経過（過剰な衝撃波）×
- 時間経過（過剰なねじれ波）×

- 現代人は『かかとからの突き上げ』（過剰な衝撃波とねじれ波）を吸収・無害化することが重要。
- 関節の変形・すり減りを防ぎ、老化を 10 年遅らす。

③足裏のセンサー【歩行・運動機能】とは

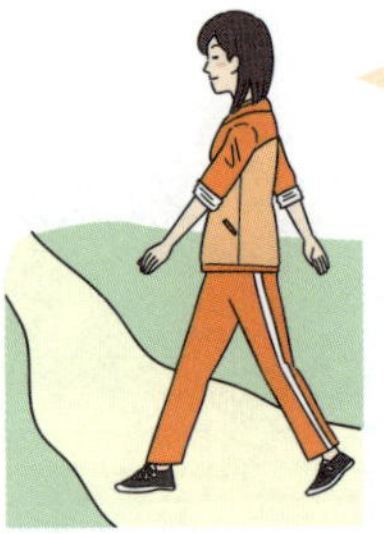

- 環境条件
- 「免震歩行」は人類が絶えず変化する環境に適応するために用いてきた生存手段。
- 肉体と脳と精神（心）が安定すると自己をコントロールする力が増し、体力勝ち。心おだやかに１０歳若く生きることができる。

プロローグ

「かかとから着地」をやめればあらゆる不調が改善する!

①「かかとから着地」は大間違い！

日々の歩行やウォーキングによって、**「健康になる人」**と逆に**「慢性痛や身体の不調を起こす人」**がいます。

そもそも**人間の足は「かかとから着地する」ようには造られておらず、本能に反する歩き方**なのです！　それにもかかわらず、私たちは「かかとから着地する」という間違った先入観に洗脳されています。そうでなくても生活様式が急激に変化した現代人は「外反母趾《がいはんぼし》」「浮《う》き指《ゆび》」「扁平足《へんぺいそく》」のため、つま先に力が入らず、踏ん張れなくなっていて、そのため身体の重心もかかとへ片寄り過ぎているのです。

さらに、そこへ「必ず、かかとから着地する」とは何事だ！　と言いたいのです。「かかとから着地は間違い！」はこれまで「常識」だった先入観をくつがえしてしまうため、ショックな言葉だと思いますが、私は長年の治療実績からこの真実を曲げるわけにはいかないのです。

なぜなら、これだけ医学が進歩したにもかかわらず、「かかとから着地」することにより、**さまざまな慢性痛や自律神経の不調で悩んでいる人**が減らないどころか、逆に増え続けているからです。常識という先入観にとらわれることなく、自分の考えでウォーキングを始めましょう。自分を覚醒させるのは真実のみなのです。

②人生の分岐点となる「免震ウォーキング」と「かかと着地歩行」

「免震ウォーキング」と「かかと着地歩行」との「差」は、ひと言でいうと「健康でいつも若々しく明るい人」と「慢性痛やさまざまな不調に悩み、いつも暗く落ち込んで病院通いをしている人」とにわかれるという点です。この差が**人生の幸、不幸の分岐点になっている**といっても決して過言ではなく、おおげさな表現でもないのです。「かかとから着地する歩き方」は、「重力」を強く受けることになり、自覚がないまま**関節をはじめ心身を老化させる最大のストレス**になり、老化を早めてしまいます。この「かかと着地」によるダメージは、「時間経過」と「質量」（重力の強さ）を伴い進行するので、自覚できないだけです。

一方、「免震ウォーキング」は「重力の負担（負荷重）」を弱く軽減する歩き方なので、関節をはじめ、**心身共に老化を10年遅らせる**ことが可能であり、10歳若く生きられることにつながります。自分の痛みや自律神経の不調を本書に照らし合わせることで、この真実を知っていただきたいのです。

「免震ウォーキング」とは**「親指に力」**を入れ、**「つま先で踏ん張る」**のと同時に、足裏全体で**「受け身着地」**をし、**「早歩き」**をする歩き方です。

「免震ウォーキング」に変えた人は、筋肉と脳が鍛えられ、心も安定してきます。回復が遅い人でも3ヵ月目位から、さまざまな慢性痛や不調が少しずつ消えはじめ、心も穏やかにコントロールすることができます。生命エネルギーも高まり、行動力と共に1日を快適に過ごすことができます。つまり「免震ウォーキング」は人生の活力源です。

一方、「かかとから着地する」歩行やウォーキングは、足裏が不安定となり、それに比例して身体にゆがみやズレが起こり、関節も変形してきます。姿勢も年々悪くなり、集中力や判断力が衰え、「足から老化」が始まってしまいます。結果的に、介護される割合も早まり、健康寿命が8〜10年短くなると推測されます。そうなると生命エネルギーも低下し、やる気が起こらなくなり、それを、年だから仕方がないと自分に言い訳をするようになります。

ですから「免震ウォーキング」に変えるだけで、**人生に大きな変化**がもたらされるのです。私が「健康長寿の秘訣」を人間の土台となる「足」においているのは、このような理由からです。

③人間は「かかとから着地」してはいけない構造になっている！

自分の身体全体を見てよーく考えてみると、人間の身体はどこをとっても「重力とのバランス」を効率的に保てるよう、最初から設計されていることがわかります。人間の足の骨は細かくわかれ、「2つの縦アーチ」と「2つの横アーチ」という「構造」があり、かかとは分厚い脂肪層で覆われた「免震」（クッション）の役割をしています。さらに、その上の下腿骨《かたいこつ》（スネの骨）は外側に軽く湾曲し、またその上にある大腿骨《だいたいこつ》（ももの骨）は前に軽く湾曲し、ひざの関節面には半月板《はんげつばん》（軟骨）があります。

背骨や首の骨にもひとつひとつ椎間軟骨《ついかんなんこつ》があり、すべてかかとから突き上げる「介達外力」（過剰な衝撃波とねじれ波）を吸収無害化し、「重力とのバランス」を保つことで身体を守り、人類を滅亡させないように造られていることがわかります。

このように全身を眺めると、**「かかとから着地してはいけない」**ように、実に巧妙に免震あるいは耐震構造でつくられています。「**重力とのバランス**」を効率的に保つことで、人間として発展、進化が促されるように設計されているのです。

それは近代兵器も真似のできないような「ショックアブソーバー（突き上げを軽減）」、つまり免震や耐震構造設計になっているのです。

人類は滅亡しないように「重力とのバランス」を効率的に保つように最初から設計されている

「脊椎」のショックアブソーバー

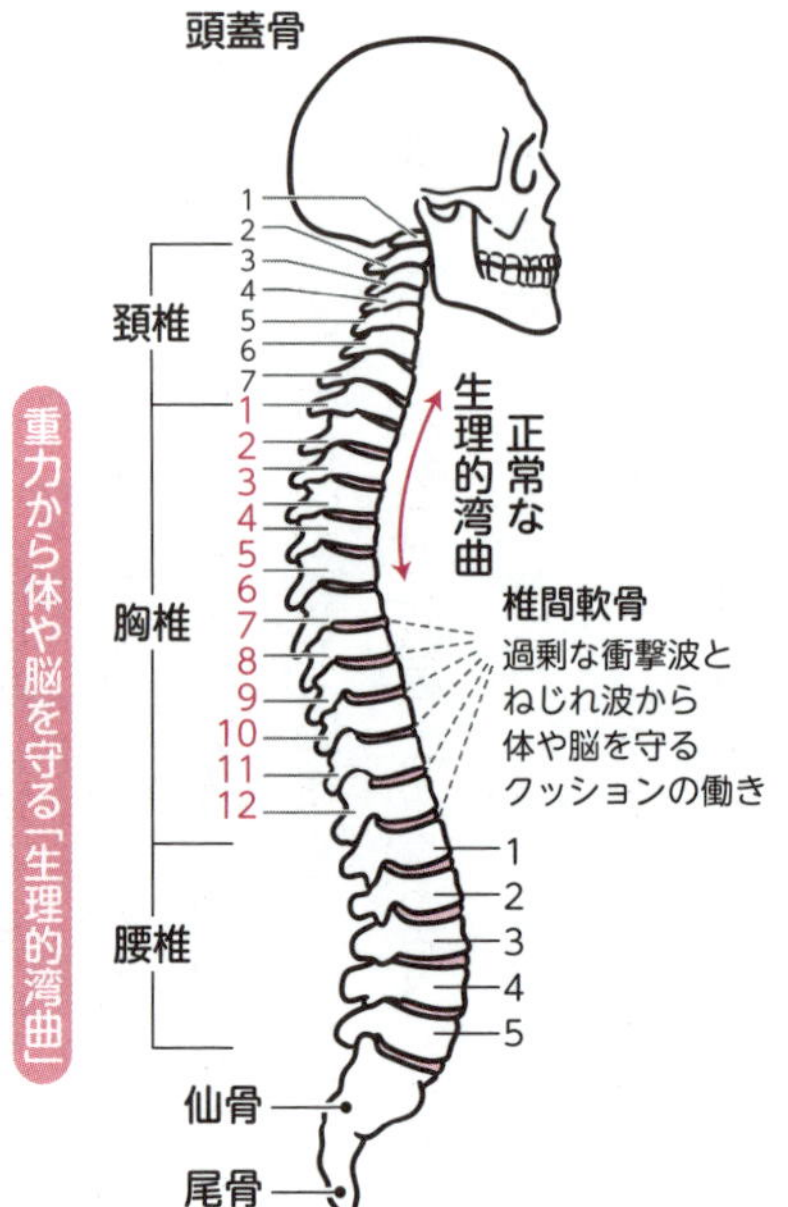

「下半身」のショックアブソーバー

足と脚と骨盤の構造

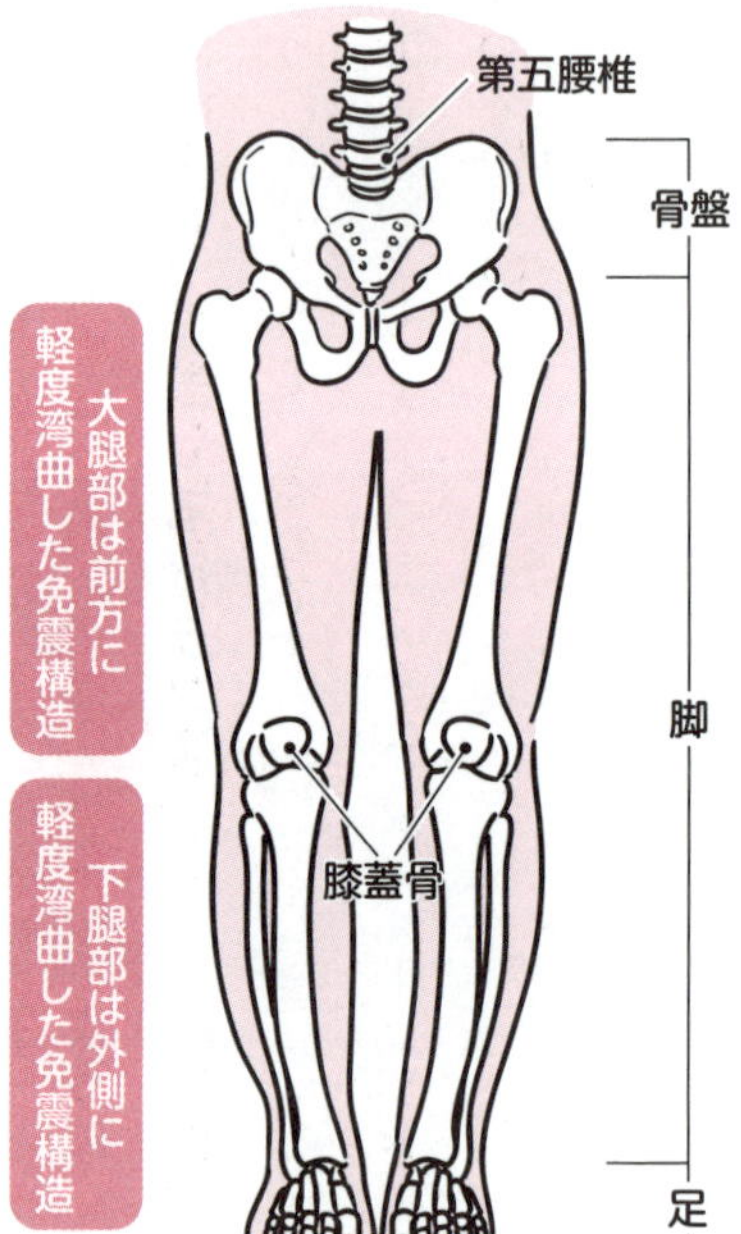

④「かかとから着地」が慢性痛や自律神経の不調の本当の原因

この人体の構造に反するのが、間違ったウォーキングである「ひざを伸ばしきって、必ずかかとから着地する」ことです。

身体の重心がかかとへ片寄り過ぎている現代人に対し、ひざを伸ばしきり、「かかとから着地」するという日々の歩行やウォーキングを促すことが、**さまざまな慢性痛や自律神経失調症、生活習慣病（代謝異常）**の隠れた本当の原因になっているのです。

⑤本当はあなたも間違った歩き方に気づいている

すでに間違った歩き方に対し、本能的に気づいている人も多いのではないでしょうか。

その証拠として、

①腰痛で悩んでいる人は、靴のかかとのすり減りを見て一様に原因は「かかとから着地」していることだと気づいていると思います。

②首こり、肩こり、自律神経失調症で悩んでいる人は、靴のかかとの内側のすり減りと左右

かかとのすり減り方から不調がわかる

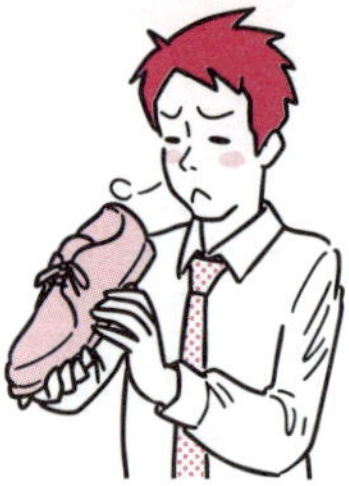

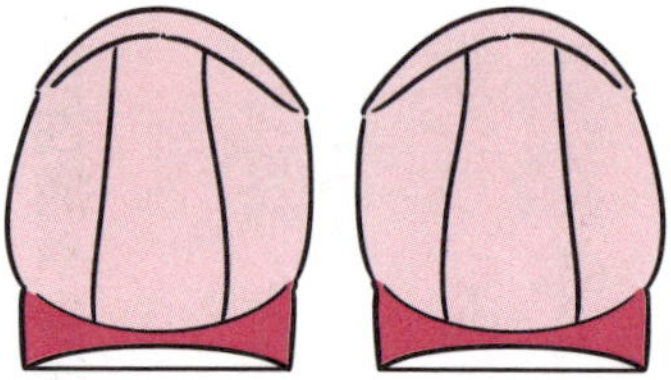

・「かかとがすり減る人」は、突き上げによる腰痛、首こりが起こる。

・左右差があると、慢性腰痛、ギックリ腰、ヘルニア、分離症が発生

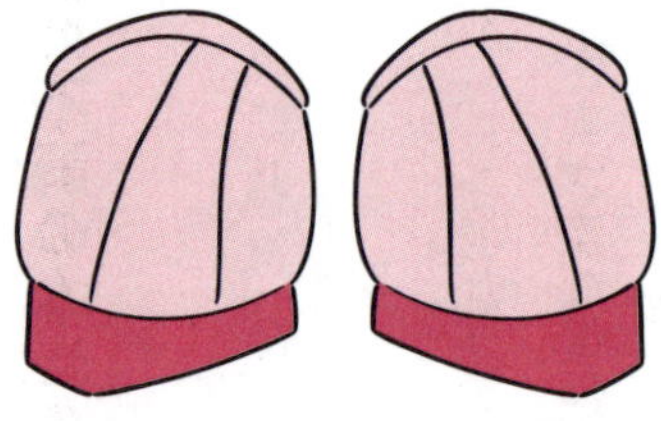

・「内側がすり減る人」は、X脚とひざの反り過ぎが伴うゆがみ(ズレ)。

・左右差があると、腰痛をはじめ、首こりを伴う自律神経失調、うつ状態が発生

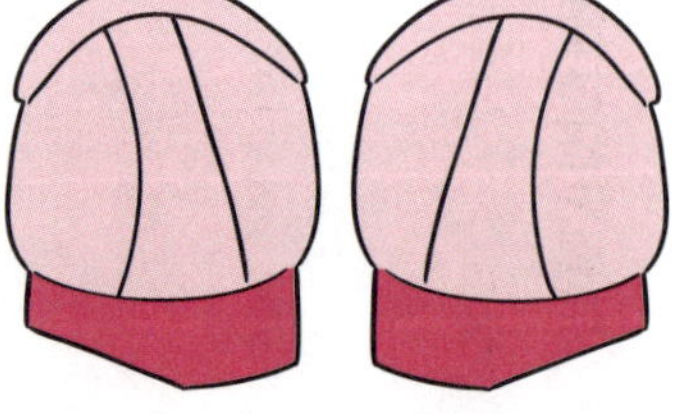

・「外側がすり減る人」は、O脚とねじれ歩行によるダメージが腰、背部、頸部に蓄積。

・左右差があると、運動機能の低下と共に腰痛、首こり、肩こり、頭痛、代謝機能が低下し、メタボが発生

差を見て一様に原因を「かかと着地とその左右差」にあると気づいていると思います。

③生活習慣病（代謝異常）に悩んでいる人は、一様に日々の歩行の低下に原因があると気づいていると思います。

靴のかかとがすり減る人は重力の負担（負荷重）をより強く受けている証拠です。これを質量と表現し、これに時間経過と日々のかかと着地が繰り返された結果、慢性痛やさまざまな不調が起きているのです。

⑥もうひとつ重要な新情報を理解してください！

40歳以降の女性に見られる、手の第1関節が太く変形する「**ヘバーデン結節**」（変形性関節症（炎））が、遠く離れた足にも**転移**（仮説）することは、私が50年に及ぶ治療と研究から発見した、これまでにない新しい情報です。

これをわかりやすく説明するため、やむなく以後「転移」と表現し、「ひどい外反母趾（仮称＝足へバーデン）」も同様に以後「足へバーデン」と名付けて表現します。

この「ヘバーデン結節」がある人は「かかとから着地するウォーキング」をすると、さまざまな足の痛みのほか、ひざ、股関節、腰部、背骨、頸部など複数の関節に転移し、原因のはっきりしない痛みや変形、関節破壊を起こし、年々重症化していきます。

これも単純に、重度の変形性関節症とかたづけ、あきらめてはいけないのです。

「ヘバーデン結節」のある人は、「かかとから着地する」という間違った歩き方を続けていると、**健康寿命を確実に10年も短くしてしまう**と、私は50年の経験的判断から推測というより確信しているのです。これが75歳の壁（75歳から要介護者が7倍）という根拠なのです。

このように、日々の歩行やウォーキングで誰もが健康になれるわけではないということを断言できます。つまり「ヘバーデン結節」の有無によって、日々の歩行やウォーキングで健康になる人と、逆に痛みや不調が起こり悪化する人とにはっきりわかれるのです。

⑦すでに改善法は確定されている！

ここでヘバーデン結節の「転移」を簡単に見分ける3つの方法を（P12参照）紹介しておきますので、自分でチェックしてください。ひとつでもチェックポイントがあてはまれば、慢性痛や身体の不調につながっていきますが、改善する方法は確立されています。

この3つがある人はさまざまな足の痛みをはじめ、すでに複数の関節が変形して重症化していきます。65歳に比べその10年後の75歳になった時、要介護者になる割合が7倍にも増えるといわれています。65歳までには次のことを確認してください。

①ひざの痛みや変形で出かけることやウォーキングをためらっている
②さまざまな足の痛みと共に、股関節・腰・首など複数の関節に痛みや自律神経の不調がある
③伝統医療に疑問や矛盾を感じ、希望を失っている

この現実を見逃したり、先送りにしてはならず、また現状維持でもいけないのです。なぜなら、すでに「**免震ウォーキング**と共に**根本治療**」が確立されているからです。

この小さな新しい真実の情報を知っているかどうかで今後の人生が大きく変わります。真実の健康情報はあなたの人生、未来を明るくする、その原動力になるのです。

⑧巷に出回るウソの情報にだまされるな！

日々の歩行やウォーキングで「かかとから着地する」ことが健康や脳に良い、と書かれた文献や著書が巷に数多く溢れています。その内容はおおむねすばらしいのですが、残念ながら一様に「かかとから着地」と書かれています。これが間違いなのですが、「かかとから着地」する歩行やウォーキングが「よくない」と書かれた文献や著書は見つけられません。

「ヘバーデン結節」の“転移”を見分ける3つのポイント

ひとつでもあてはまれば可能性あり

① 親指がねじれて爪が外側を向く

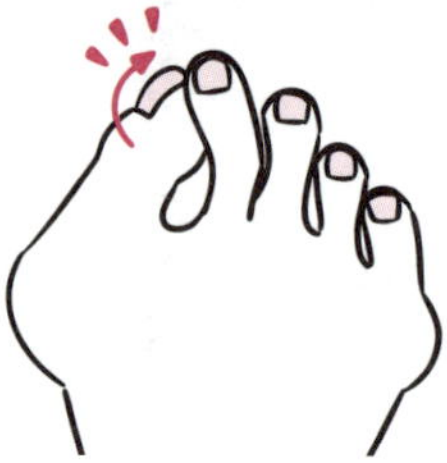

「足ヘバーデン」

② CM関節の出っ張り

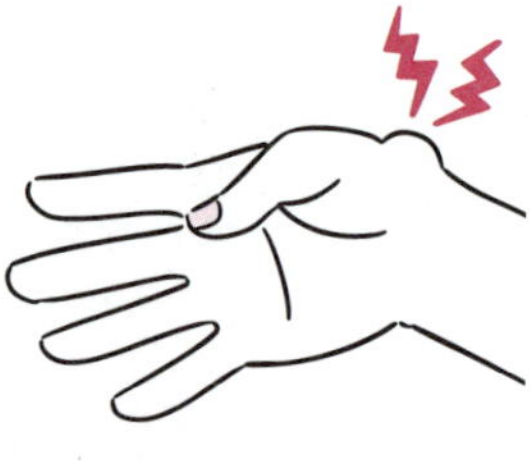

「CM関節ヘバーデン」

③ 指先の変形

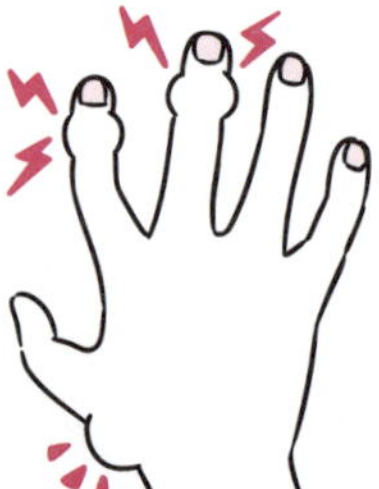

「ヘバーデン結節」

そのため、多くの人たちが間違った歩き方である「かかとから着地」をしてしまい、その結果として慢性痛や自律神経失調症、生活習慣病（代謝異常）で悩んでいる人が増え続けているのです。ですから、私はこの真実を見過ごせません。

「かかとから着地はよくない」という文献や著書を見つけられないのは、人間にとって一番重要な「重力」を中心とした考えが医療や予防医学、健康法に不足しているからなのです。この真実を理解するには、宇宙飛行士が語っている共通の言葉「**重力の威力、そのすごさ**」の意味を実感し、人間の身体を「**重力とのバランス**」で全体的に診ることです。

歩き方をスローモーションで部分的に切り取り、客観的に見ていたのでは「かかとから着地」しているようにしか見えません。そして「1日1万歩歩けば何でもＯＫ！」というような間違った理解をしてしまいます。

その結果として、それが慢性痛や身体の不調などの未病につながってしまうので、本書を読まれる読者の皆さんに自ら〝健康への真実の道〟を見つけて頂きたいのです。

慢性痛や不調の原因は明確にされていないまま治療が行われています。これが今伝統医療にいちばん欠けているところであり、問題なのです。

「かかとから着地」する歩き方は大間違い！

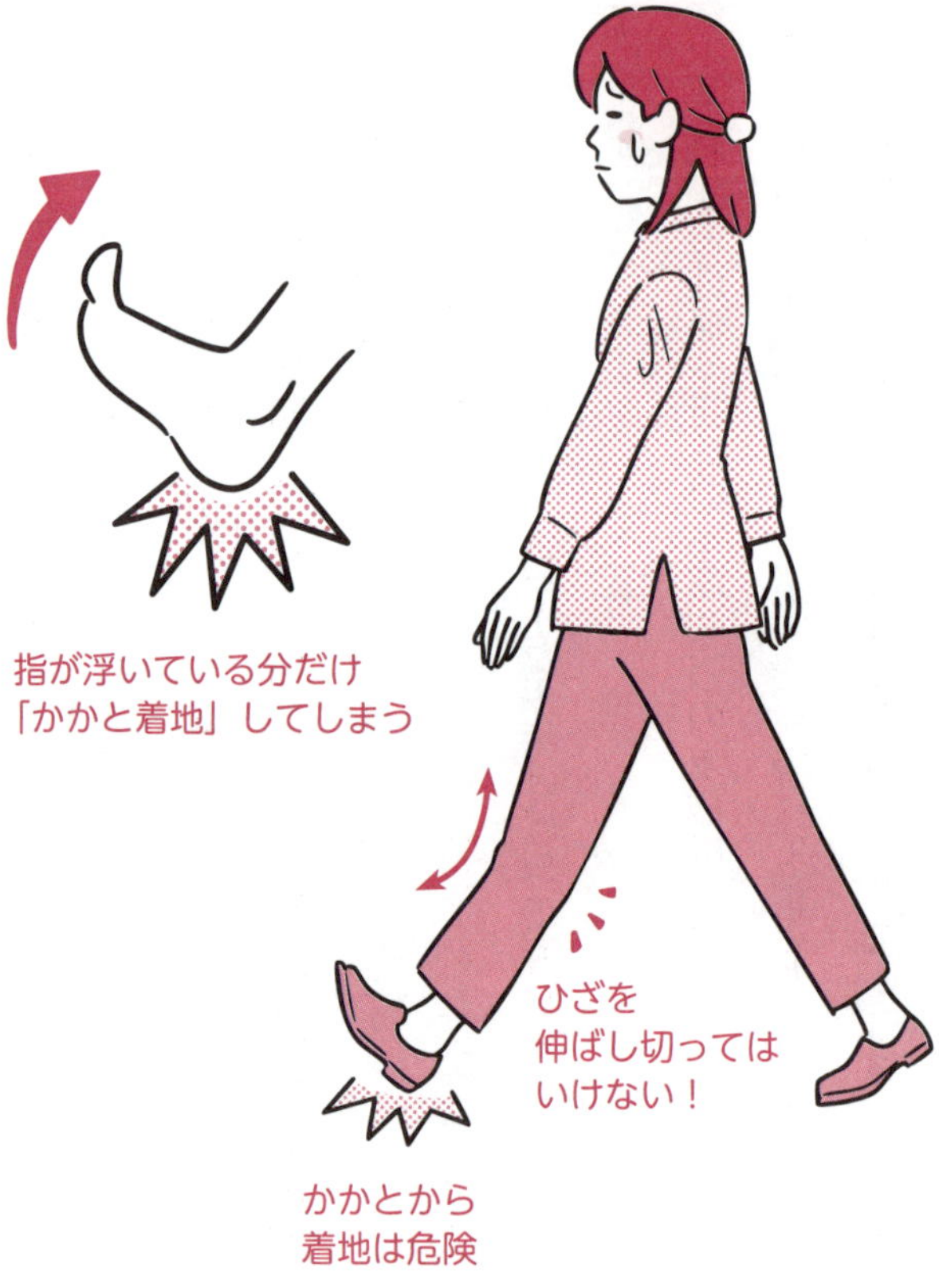
指が浮いている分だけ
「かかと着地」してしまう
ひざを
伸ばし切っては
いけない！
かかとから
着地は危険

慢性痛や自律神経失調症、代謝異常（生活習慣病）の隠れた原因になっている

目次

プロローグ

「かかとから着地」をやめればあらゆる不調が改善する！

第1章

「免震ウォーキング」があなたを救う！

第2章

結局、どうやって歩いたらいいのか？

第3章

足裏のバランスが全てを決める

第4章

ヘバーデン結節とウォーキングの恐い関係

第5章 あなたの年齢に適した歩数と歩き方とは？

かかとから着地は大間違い！

——免震ウォーキングで足へバーデン・浮き指・扁平足を改善

第1章

「免震ウォーキング」が
あなたを救う!

「1日1万歩」で身体を壊す人続出

近年「1日1万歩、歩きましょう」というテーマの本がベストセラーになって、「健康のためのウォーキング」に注目が集まり、ウォーキングシューズやウエアなども売れているようです。

ただ私の接骨院には「1日1万歩」歩いて体調を悪くしたり、体中に痛みが生じたりする患者さんが数多く訪れています。

つまり**誰でも「1日1万歩歩けば健康になる」というものではない**のです。私の50年以上に渡る治療経験からすると、歩くことによって逆に痛みや変形、運動器系の障害を発生させる人が想像以上に多くいます。

なぜなら日々のウォーキングをしている人のほとんどが「かかとから着地」をして、体調を壊しているからです。実は読者の皆さんはこの「恐るべき事実」を知らないのです。

巷で言われている「かかとから着地、しかもひざは伸ばしきって、そして大股で歩く」、これが**最も危険な歩き方**であり、これを毎日続けているとあなたを不幸にしてしまいます。

これから読者の皆さんにお話しするのは、これまでいろいろなメディアや専門家から推奨されてきた「かかとから着地」という、今までの常識をくつがえしてしまう内容です。

ではなぜ、「かかとから着地する歩き方」は間違いなのか？

その答えは、このような歩き方は無意識のうちに、かかとから突き上げる**「過剰な衝撃波**（地震の縦揺れ）」と**「過剰なねじれ波**（地震の横揺れ）」という介達外力（かかとからのダメージ）を足・ひざ・股関節・腰部・背部・頸部に伝えて、ダメージが蓄積してしまうからです。

地球には常に**重力**が働いており、「かかとからの着地」によってその重力が「衝撃波」や「ねじれ波」という大きなストレス（負のエネルギー）となって、体中に悪影響を及ぼしてしまうことになります。

１回の突き上げは弱いエネルギーなので自覚することはできませんが、これが半年、１年と**反復**（**繰り返し**）されると大きな破壊のエネルギーに変化していきます。重力による破壊のエネルギーは時間経過、その質量（回数や体重など）に伴ってダメージが増していき、限界を超えた時、関節の痛みや変形、疲労骨折などが発症します。

今までの常識だった「かかとから着地」はなぜ間違いなのか？

もともと人間の足は「かかとから着地」するようにはつくられていないのです。

身体のどこの部位をとっても地面からの突き上げをやわらげる免震・耐震構造になっていて、

それは近代兵器でも太刀打ちできないほどの「ショックアブソーバー」を用いて、過剰な「重力の負担」（過剰な衝撃波とねじれ波）から身体を守るようにつくられています。

「免震」とは人間の土台となる「足裏」から「過剰な衝撃とねじれ」を吸収無害化する役割です。**「耐震」とは上部の構造を安定させる役割**です。この2つの機能を働かせることで、身体のバランスが整えられるのです。

足裏のアーチも免震構造のひとつで、**足裏の4つのアーチ**で歩行時に発生する地面からの突き上げを吸収無害化し、重力とのバランスを保つことで身体全体を守る働きをしています。「外反母趾」「浮き指」「扁平足」などの足の異変により、足裏のアーチが消失して足裏のバランスを崩すと「かかと着地」となり、体の痛みや不調の原因になってしまいます。

つまり身体中に「かかと着地」にならないような機能が備わっていて、本能的に身を守っているということです。

その証拠に40センチくらいの高さから飛び降りる時でさえも、ひざを伸ばしきってかかとから着地する人はいないのです。縄跳びでも同様に「かかとから着地」はしません。

また、坂道や階段でも「かかとから着地」ではなく、「つま先から着地」しており、本能的に「かかとから着地」は危険であると知っていて体を守っているわけです。

1回の突き上げは弱く自覚することはできませんが、繰り返されると時間と質量（重力の強さ）により、1メートル以上の所からかかとで着地するのと同じことになってしまうのです。

つまり**人間の本能に反するのが「かかとから着地する歩き方」**なのです。

地震の例で説明すると、人間は誰でも歩くたびに震度3くらいの突き上げが発生します。「足の指」に力を入れ、足裏全体で受け身着地する「免震ウォーキング」ならこれを吸収・無害化し、より健康になります。

一方「かかとから着地する歩き方」をしていると震度4〜6の突き上げが発生し、これをゆがみやズレのある関節に強く伝えてしまいます。これを半年、1年と日常生活の中で反復（繰り返し）することで震度7〜8に匹敵する破壊のエネルギーに変わってしまいます。

その結果として、負傷の瞬間を特定できない（原因がはっきりしない）**痛みや骨のすり減り、変形、疲労骨折、関節破壊**が起こります。

この他、「かかと着地」の破壊のエネルギーによって首（頸椎《けいつい》）を痛めたことが、**自律神経失調症やうつ状態、さらには生活習慣病（代謝異常）**の「隠れている本当の原因」にもなっています。

これまでの伝統医療はいまだにこの因果関係に気づいていないのです。

「かかとから着地は危険！」は本能が知っている！

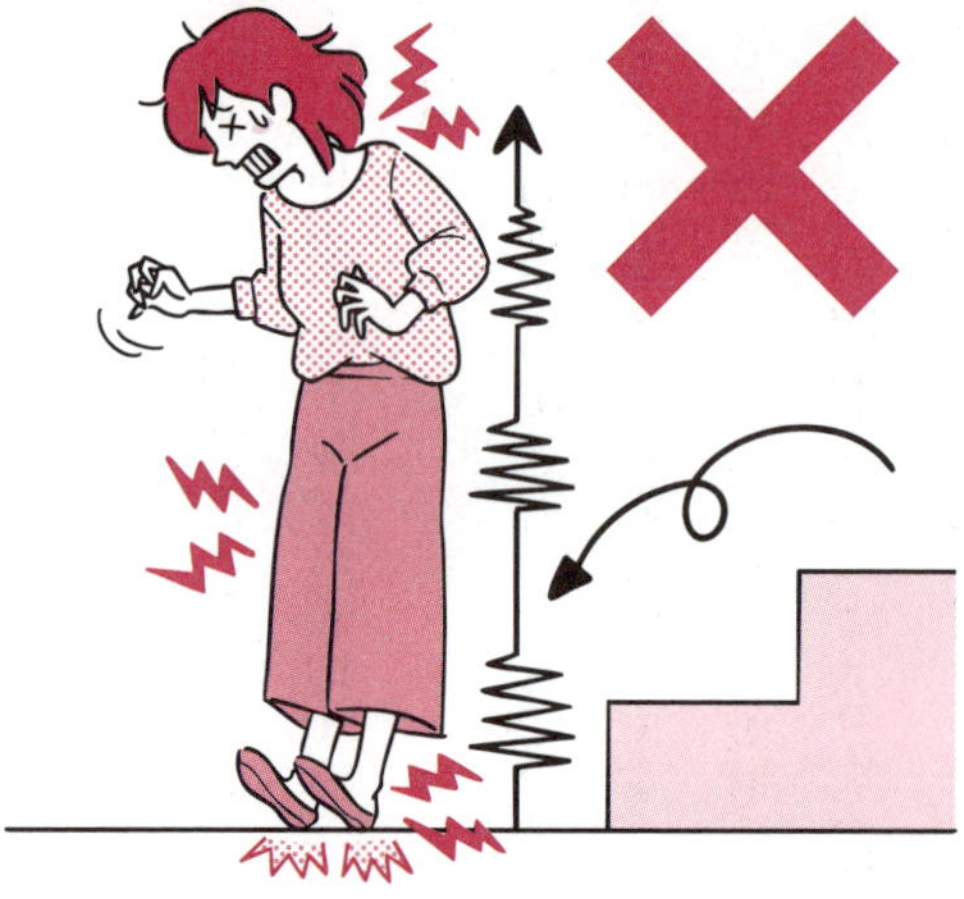

低い台から飛び降りる時でさえ、「かかとから着地が危険！」ということは本能で知っている。
かかとから着地すると、関節の痛みや自律神経失調、うつ状態などの隠れた原因に。

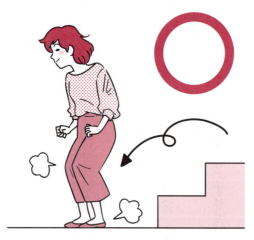

足指（つま先）に力を入れ、足裏全体で「受け身着地」をして体を守る！

「免震ウォーキング」か、「かかとから着地歩行」か、で天国と地獄の差

「かかとから着地」がなぜ間違いなのかを時系列的に見ると、
①負傷の瞬間を特定できない、運動器系の障害
②原因のはっきりしない自律神経系の障害
③発症に気づきにくい代謝器系の障害（生活習慣病）
を起こし、健康寿命を約８〜10年短くしていると私は推測しているからです。

そして医療費が青天井になり、歯止めがかからないその要因は、日々「必ずかかとから着地する」という間違った歩き方をしている人が多いためなのです。

これに比例して、要介護になる割合もおおよそ7〜8倍高くなってしまうと推測しています。「かかとから着地する歩き方」は結果的に、気づかないうちに未来、そして高齢期を暗い不幸な人生にしています。よって、この真実を見逃してはいけません。

今すぐに「かかと着地」をやめて「免震ウォーキング」に変えることで、**「10歳若く生きる」と共に健康寿命も10年延びる**のです。

その根拠は、次の３つになります。

①姿勢が良くなる……足裏のバランスを整えてから歩くと、体のゆがみ（バランスの崩れ）が改善され、姿勢も良くなり、疲れにくい身体に変わり体力もついてくる。

②関節を守る……スニーカーに免震インソールを入れてから歩くと、かかとからの「過剰な衝撃波とねじれ波」を吸収、無害化させることで、これ以上の変形を止め、関節の老化を防ぎ、さらに、有酸素運動を高めることもできる。

③肉体と精神を発達させる……早歩きで運動能力を高め、筋肉と脳が鍛えられることで、肉体と精神が活性化され、心も安定し、自己をコントロールする能力を高めることができる。

このことを考え、今から行動に移し、最後まで自分の足でトイレに行けることを目標にするのです。

坂道が「健康長寿、世界一」にする本当の理由

私の治療経験からすると、健康寿命が長い人と短い人との「差」ははっきりしています。

健康長寿日本一は男女とも坂道が多い、川崎《かわさき》市麻生《あさお》区と朝日新聞で報じられていて、インターネットで検索すると川崎市麻生区が世界一とも書かれています。理由はここが丘陵地帯を開発した街で、どこへ行くにも坂道だらけ、日常生活の中で自然と足腰が鍛えられているからでは

ないかと推測されています。これに対し反論やさまざまな意見がありますが、はっきりした理由があります。それは絶対に変化することがない「重力とのバランス」を最優先に考えると、よく理解できます。

坂道や階段を昇り降りする時、誰でも安全本能が働き、**「つま先」で踏ん張り、「足裏全体で受け身着地」をする**ことで体を安定させ、**「重力とのバランス」**が崩れないようにして昇り降りをしています。

この歩き方が**足裏のセンサー（メカノレセプター）**の働きを助け、これにより全身の筋肉と脳が鍛えられます。そうすることで肉体と精神も活性化し、心が安定するのです。

逆に、坂道や階段で「かかとから着地」すると、「重力とのバランス」が崩れ、かかとが滑ったり引っかかったりして転倒する危険性が増します。

さらに、「かかとからの過剰な衝撃波とねじれ波」という介達外力（かかとからのダメージ）が関節を変形・破壊させてしまいます。体全体がこれを本能的に感知しているので、「つま先」で踏ん張り、「重力とのバランス」を保っているのです。

あなたも坂道や階段では、本能的にこのような歩き方をしています。今すぐ実験することでこの事実がわかると思います。

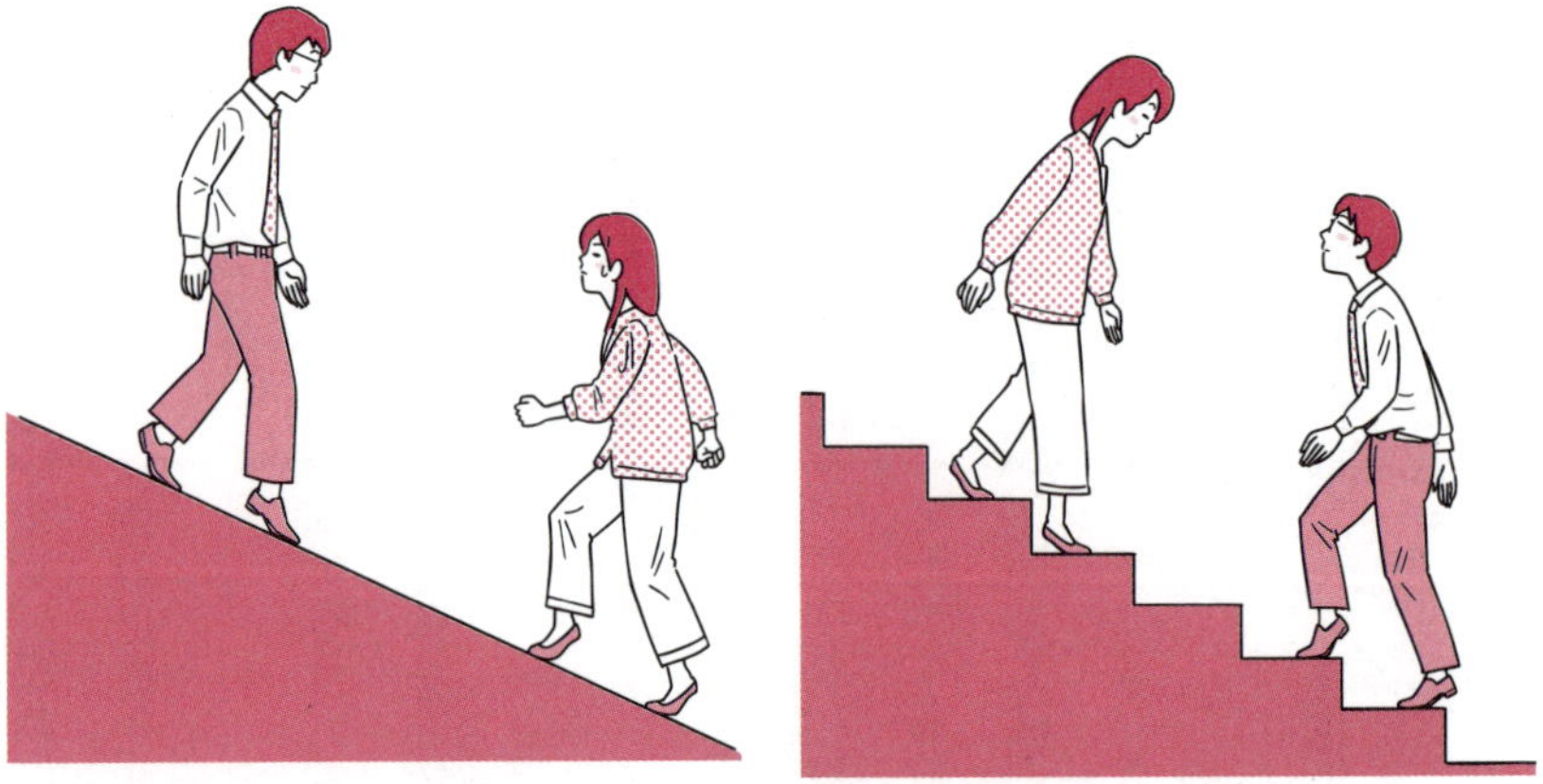

階段でも坂道でも、「足指（つま先）」に力を入れて歩くということを本能が知っている。昇りも降りも「かかと着地」では歩けない！

坂道でつま先と足裏の４つのアーチが鍛えられて、10年若く生きられる！

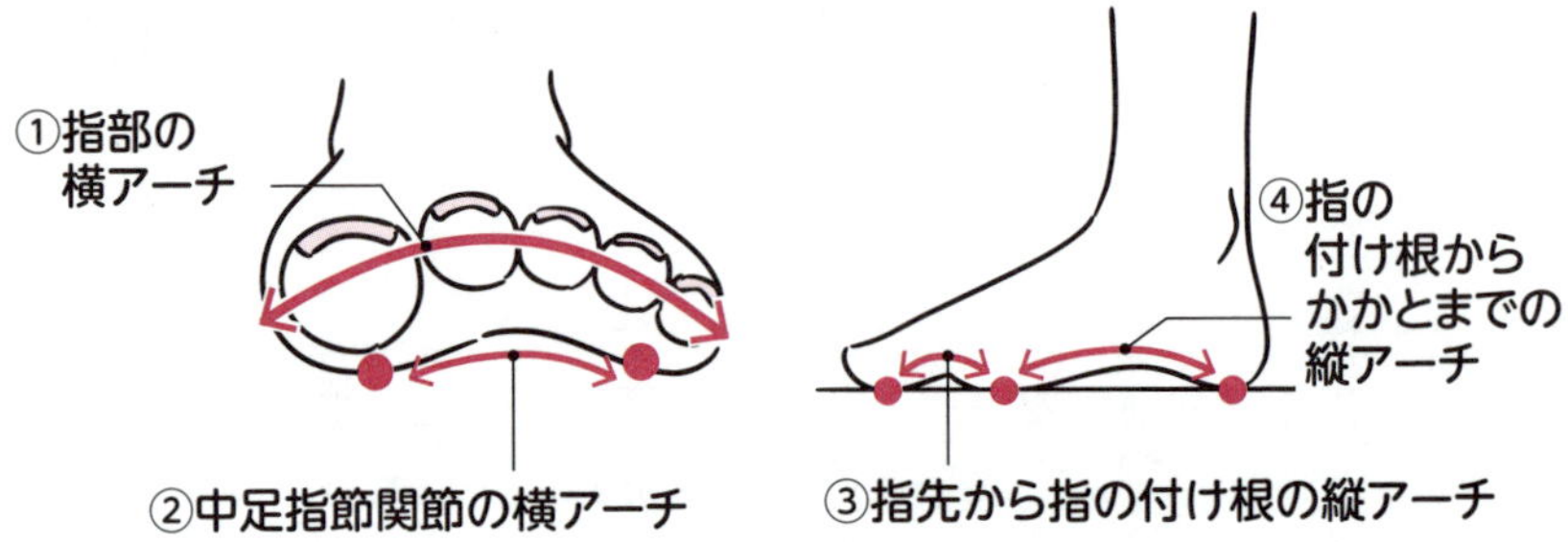

「つま先」で踏ん張り、足裏全体で「受け身着地」をする「免震ウォーキング」によって足裏の横幅（横アーチ）が締まってきます。足裏には４つのアーチがあると言いましたが、横幅（２つの横アーチ）が締まると同時に、「２つの縦アーチ」も締まり、浮き指や外反母指で縮こまっていた足の指も前に出て、足裏全体でしっかり着地できるようになります。

このように、坂道や階段で「足指」や「つま先」を使う歩き方こそが、人間の土台となる筋肉（足底筋群）を発達させ、身体全体で「重力とのバランス」を保つ上でとても重要です。

この動きを日常生活の中で繰り返した結果として、**健康長寿日本一、世界一**につながっていきました。

坂道を長年歩くことにより、足裏の「横アーチ」と「縦アーチ」が鍛えられ、足底筋群が発達し、踏ん張り力と共に下半身が鍛えられるから健康長寿になったのです。

「慢性痛」「自律神経失調症」「生活習慣病」は「かかとから着地」が原因

一方、「かかとから着地」する歩き方はこの機能が働かず、過剰な重力の負担を受け続けることになり、その結果として、

①慢性痛

②自律神経失調症

③生活習慣病（代謝異常）

を引き起こしてしまいます。さらには、認知症の原因のひとつになったり、老化現象を早めたりすることで、健康寿命を8〜10年短くしています。

足には全身の筋肉の30〜40％が集中しているので、**身体全体の土台である足は健康、長寿の源**です。坂道が少ない地域でも「親指」に力を入れ、「つま先」で踏ん張り、「足裏全体を使った受け身着地」を行うことで健康になる。それを簡単に表現した歩き方を「免震ウォーキング」と私は呼んでいます。

この「免震ウォーキング」で早歩きをすれば、特別健康に気を使わなくても日々の生活の中で**筋肉と脳が鍛えられ、心の安定と共に健康意識も高まってきます。**

「かかとから着地」ではなく、「つま先」で踏ん張り、「足裏全体を使った受け身着地」で身体を守る。この「免震ウォーキング」を生活習慣の中に早く取り入れることが、健康長寿にとっていかに重要なのか理解して頂きたいです。

それを裏付ける哲学として、地球上の生物である限り絶対に避けることができない「**重力とのバランス**」で考える必要があるのです。太陽や地球、月も「重力」により一定のバランスが保たれていて、地球は「重力」によって成り立っています。

その中に住む人間も「重力とのバランス」を効果的に保つことで生かされ、環境の変化に適応し、生命が存続してきました。その**「重力とのバランス」を一番多くコントロールしているところが人間の土台「足」**なのです。

もう一度、宇宙飛行士の共通の言葉として「重力の威力、その凄さ」に耳を傾けることで「免震ウォーキング」の重要性を理解して頂けるでしょう。

成功者はこう歩く

いくつになっても若々しく勢いのある歩き方をしている人は、常に「重心がつま先」にあり、「親指」に力を入れ「つま先」で踏ん張り、「足裏全体で受け身着地」をしながら「早歩き」をしています。これだけで全身運動になり、自然に筋肉と脳が鍛えられ、心も安定します。決して「かかとからは着地していない」のです。

若くしてリーダーシップを持つ者、先頭に立ち困難にへこたれず逆境に向かい人生に成功している人は皆、**「重心がつま先にあり、足裏全体で受け身着地」**をしながら**「早歩き」**をしています。

その姿勢からは希望に燃え、活気に満ちた歩き方が感じられます。また、出勤、出張、講演、農業などさまざまな職場でいつも忙しく動き回り、機敏な動きで時間を効率的に使っている人は皆「つま先」重心で体力が強く、何事にも勝ち組になっています。

あらゆるスポーツでも良い結果を残す人は、「つま先重心」なのです。これとは逆に「重心がかかと」に片寄り、「かかとから着地」する人は「重力とのバランス」が崩れやすく、瞬間的に重心が定まらないため負けてしまい、決して良い成績は残せません。スポーツは「重力とのバランス」勝負なので、バランスが良いか悪いかが勝負のわかれ道なのです。

3歳くらいの子どもをイメージしてください。元気のある子どもは親の手を引っ張る時、「つま先」に力を入れ、体が前に倒れそうな姿勢になります。「つま先」に力を入れると何倍もの力が出ることを知っているからです。若い犬も同じように綱（リード）を引っ張り前に進もうとします。

人生に成功した人、またこれから成功しようとする人は腕を後ろに組み、ノソノソと「かかとから着地」するような歩き方をしたり、「かかとからドシン、ドシン」と歩いたりしないのです。**この時点で人生の勝負が決まってしまう**ことを本能的に知っているからです。

早歩きをするには、普段から**「重心がつま先」**にあり、**「足の横幅も締まって」**いないとできません。

「重力とのバランス」の崩れは「足の横幅のゆるさ」から始まっているのです。

体力勝ちできる「免震歩行」

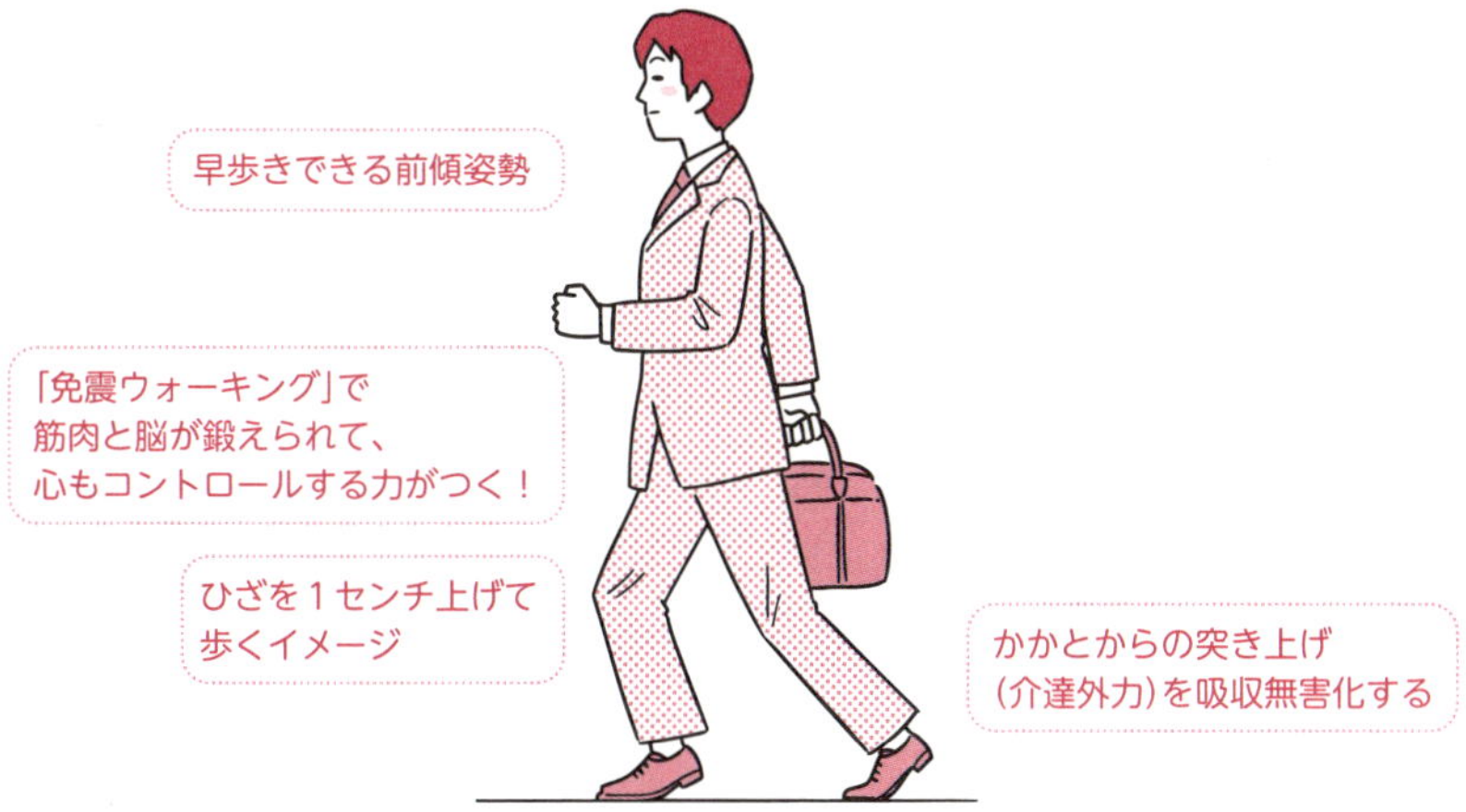
早歩きできる前傾姿勢
「免震ウォーキング」で
筋肉と脳が鍛えられて、
心もコントロールする力がつく！
ひざを１センチ上げて
歩くイメージ
かかとからの突き上げ
（介達外力）を吸収無害化する

体力負けしてしまう「かかと着地」

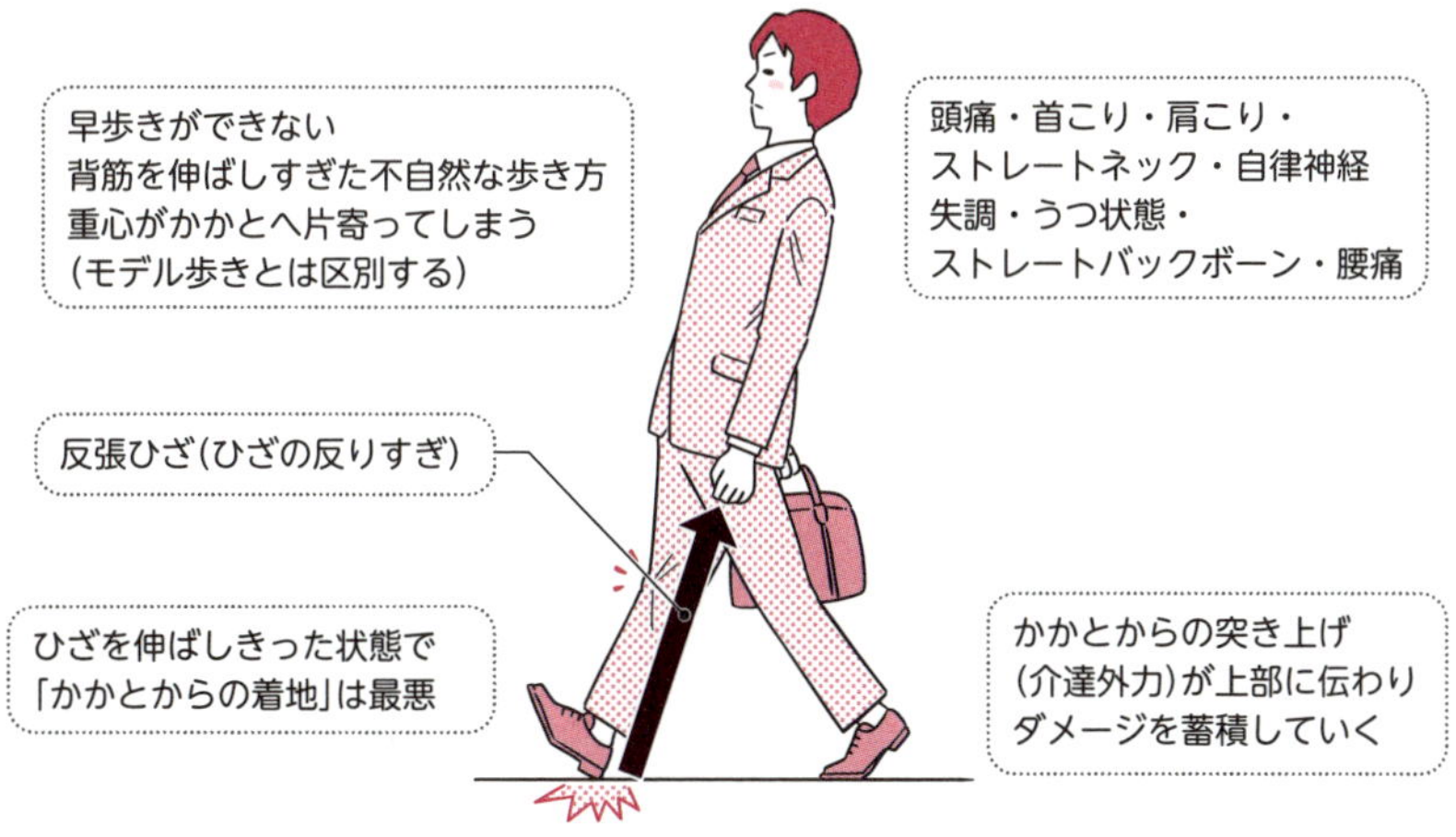
早歩きができない
背筋を伸ばしすぎた不自然な歩き方
重心がかかとへ片寄ってしまう
（モデル歩きとは区別する）
頭痛・首こり・肩こり・
ストレートネック・自律神経
失調・うつ状態・
ストレートバックボーン・腰痛
反張ひざ（ひざの反りすぎ）
ひざを伸ばしきった状態で
「かかとからの着地」は最悪
かかとからの突き上げ
（介達外力）が上部に伝わり
ダメージを蓄積していく

「足裏のバランス」が人生を決める

現代人の多くは、すでに外反母趾と浮き指が混合した**「外反浮き指」**で「足の横幅」がゆるんでいるため「つま先」に力が入らず、「重心がかかと」へ片寄ってしまい、踏ん張り力も衰えています。

「つま先」に重心を乗せ、**踏ん張ろうとしても、「足の横幅」が広がり過ぎて踏ん張れず、足裏が不安定になります。**

「重心のかかとへの片寄り」は「前・後差」と「左・右差」を伴います。その「左・右差」の状態に比例して姿勢も悪くなり、また「上下差」の状態に比例して本来あるべき湾曲（生理的湾曲）も消失し、「重力とのバランス」が崩れて体がゆがんだり、骨格がずれたりするのです。

そこへさらに「かかとから着地」という間違った歩き方を促すことで、「かかとからの突き上げ」（過剰な衝撃波とねじれ波）が繰り返され、さまざまな慢性痛や自律神経失調症、生活習慣病（代謝異常）に悩まされ、心をコントロールすることができずに体力も弱くなり希望を見失い、やる気も起こらないため、人生において成功から遠のき負け組になってしまっているのです。

「外反浮き指」（外反母趾と浮き指が混合）は
足指に力が入らず、「かかと重心」になり、足裏が不安定

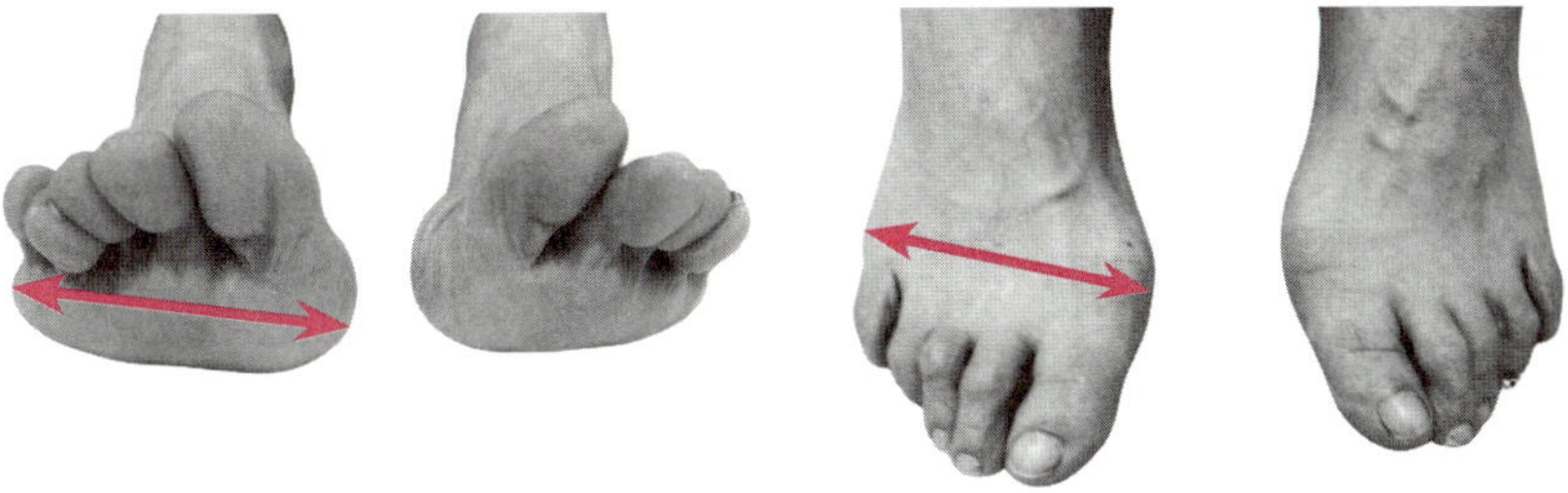

足の横幅が広がりすぎて、足指が踏ん張れない！

まずは体力で勝負をすることが大切です。それには「親指」に力を入れ、「つま先」で踏ん張り、「足裏全体で受け身着地」をしながら早歩きをすることで「重力とのバランス」を保ち酸素を多く取り込みます。

筋肉と脳を活性化させ、心を安定させる「免震ウォーキング」に変える必要があるのです。なぜなら、**人生の勝ち組と呼ばれる人は自然と「免震ウォーキング」をしている**からです。

しかし、長年の癖をすぐに直すことはできません。**専門家によるテーピングで、「足裏のバランスを整え、正しい歩行を促す」**ことで癖を直しましょう。まずは自分で改善することを考えるのです。それには、テーピングの機能が靴下に編み込んである歩行専用**「3本指テーピング靴下」**を履くことで簡単に免震ウォーキングを助けたり、促すことができます。

多くの人は3ヵ月目位から「つま先」に力が入るよ

うになり、足底筋群が鍛えられてきます。その結果として、まず最初に「疲れにくくなった」「体力がついてきた」という変化を感じられるはずです。

人生において何よりも優先すべきは人間の土台、「**足から未病状態を改善**」することです。

「免震ウォーキングライン」とは？

「免震ウォーキングライン」とは、私が50年以上に及ぶ「歩行と健康との関係」の研究と治療実績から力学で追究・解明した歩行ラインです。

「免震ウォーキングライン」には、瞬間的な「着地」と「蹴り出し」との2つのラインがあります。既存のウォーキング法では「かかとから蹴り出す」瞬間のラインだけが表現されて、「親指（つま先）から着地する」瞬間ラインが見落とされてきました。これではさまざまな足の痛みをはじめ、「足と健康との因果関係」に対し、力学的に説明できなくなります。「テコの原理」で力学的に説明すると次のようになります。

①着地の瞬間

親指が「力点」となり「つま先」に力を入れ、指を開き、安全を確認した瞬間、「親指の付け根」

が「支点」となり、かかとを含めた「足裏全体」で受け身着地をすることで、「作用点」となる「かかと方向」へ「過剰な衝撃波とねじれ波」を流して吸収無害化します。

②蹴り出しの瞬間

今度は、「かかと」が「力点」へと変わり、「小指の付け根」が「支点」となり、「作用点」となる「親指（つま先）」に力を入れて蹴り出すのが、正しい「免震ウォーキングライン」なのです。

この「免震ウォーキングライン」が大きすぎても小さすぎても足裏が不安定になり、上部にゆがみ（バランスの崩れ）と突き上げを伝えてしまいます。「足裏のバランス」を整えるとは、「免震ウォーキングライン」を正常に戻す方法なのです。

「免震ウォーキングライン」が大きすぎると体のゆがみ（バランスの崩れ）も大きくなり、逆に小さすぎると生理的湾曲（本来の湾曲）も消失してしまいます。いずれもかかとからの突き上げを上部に強く伝えます。

着地の瞬間

「免震歩行ライン」「着地の瞬間」「つま先からかかとへの重心移動ライン」を
【テコの原理】で説明

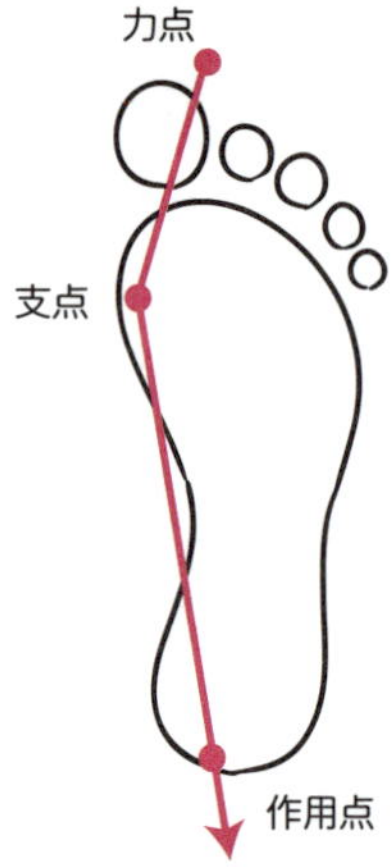

正常な着地ライン

- 着地の瞬間、【親指】が「力点」となり、
- 【親指の付け根(母指球部)】が「支点」となって、
- 「作用点」が【かかと方向】となり、その反動で「免震歩行ライン」をする。

外反母趾、浮き指、扁平足など足に異変があると「着地ライン」が崩れる

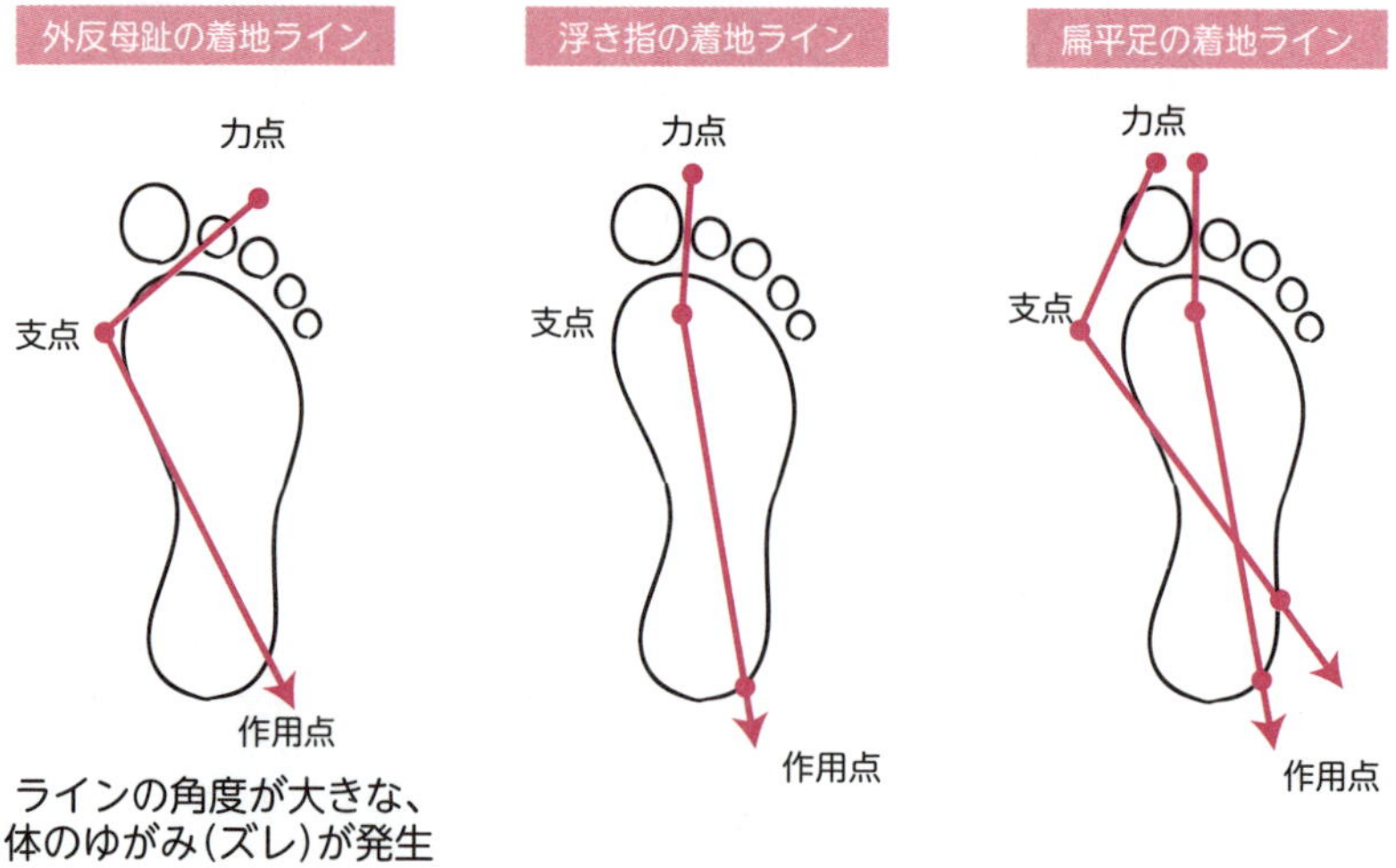

ラインの角度が大きな、
体のゆがみ(ズレ)が発生

蹴り出す瞬間

「免震歩行ライン」「蹴り出す瞬間」「かかとから親指への重心移動ライン」を
【テコの原理】で説明

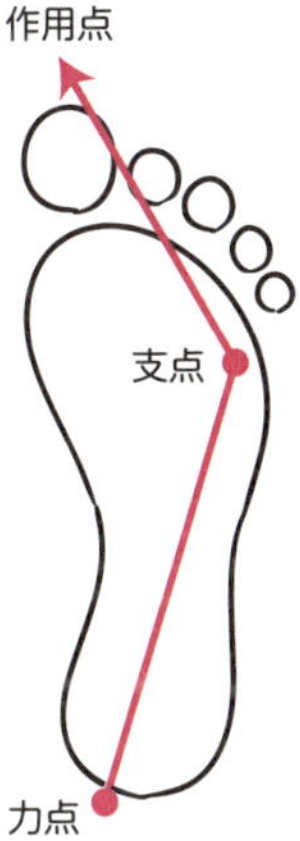

正常な蹴り出しライン

- 蹴り出す瞬間、【かかと】が「力点」に変わり、
- 【小指の付け根（小指球部）】が「支点」となり、
- 「作用点」が【親指方向】となり、その反動で蹴り出す

外反母趾、浮き指、扁平足など足に異変があると「蹴り出しライン」が崩れる

外反母趾の蹴り出しライン

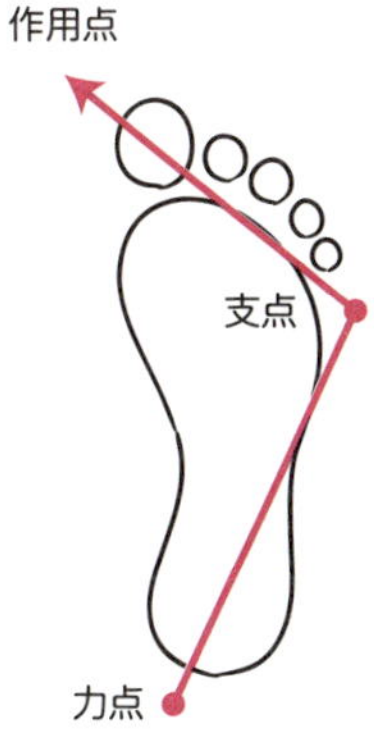

浮き指の蹴り出しライン

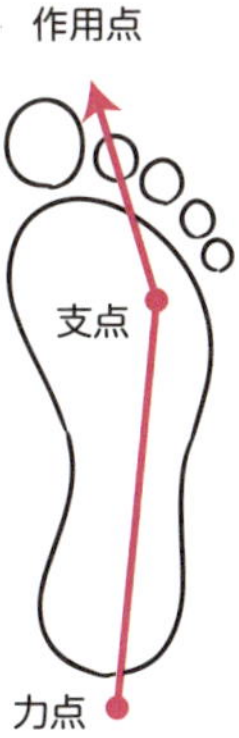

扁平足の蹴り出しライン

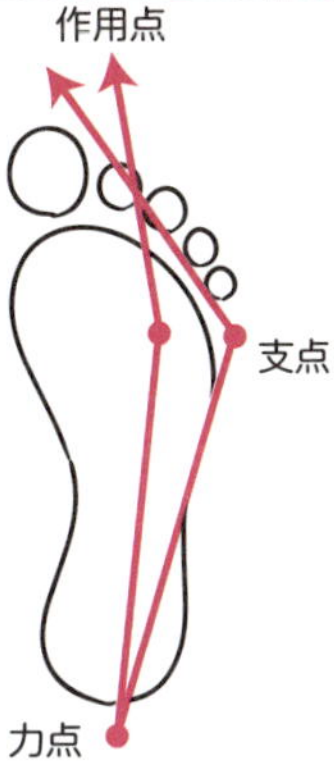

原始時代、人類は皆「免震ウォーキング」をしていた

約10万年前に平原で生活し始めたとされる人類ですが、最初は危険な動物や過酷な環境条件の中で、身を守りながら安全に食べ物を探さなければなりませんでした。果実のほかに獲物を追い、何時間も歩いたり走ったりして仕留めていました。生きるために絶えず身を守り、安全に採集や狩りを続けることが必要だったのです。

そのために過酷な環境条件の中で常に**「親指」に力を入れ、「つま先」で踏ん張り、「ひざは少し曲げ加減」にし、体の重心を前に置き、前傾姿勢でかかとを浮かす**ようにしていました。こうすることで、いつでもすばやく逃げられる体勢で獲物を追いかけるという行動様式が備わっていたのです。

平原に生活の場を移した人類は、キョロキョロと周りを警戒しながら野山で「逃げる、追う」ということが体に刻まれていきましたが、この行動様式が現代人の遺伝子（ＤＮＡ）や本能の中に組み込まれ、残っているのです。

しかし、**現代人は採集や狩りをしなくても安全に生きられます。「親指」に力を入れ、つま先で踏ん張り、すばやく「逃げる、追う」という行動様式の必要性がなくなったため、「かか**

とから着地」することに疑問を持たなくなったばかりか、逆にあえて「かかとから着地」するという歩き方に変わってしまいました。

その結果、かかとからの突き上げ、過剰な重力の負担（負荷重）が繰り返され、①負傷の瞬間を特定できないさまざまな痛みや②原因のはっきりしない自律神経の不調、③発症に気づきにくい代謝機能の異常を訴える人が急増しているのです。

現代人は「**浮き指**」（足の指先が地面から浮いてしまう状態）で「**つま先を浮かしてしまう**」ことによって、「**重心がかかと**」に片寄ってきています。ここから人類の退化が始まっているように思えるのです。

現代人を生物学的に見た場合、遺伝子（ＤＮＡ）や脳（本能）に組み込まれている「逃げる、追う」という行動様式を日常生活の中に取り入れる必要があると思います。

現代において「逃げる」とか「追う」という行動様式は全力疾走、マラソン、ジョギング、ウォーキング、歩行に置き換えることができると言われています。

「浮き指」によって足裏全体で踏ん張る力の衰えた現代人は、「狩りの危険性」より、「重力の危険性」を優先した「免震ウォーキング」に変えることが重要です。

重心と姿勢の関係

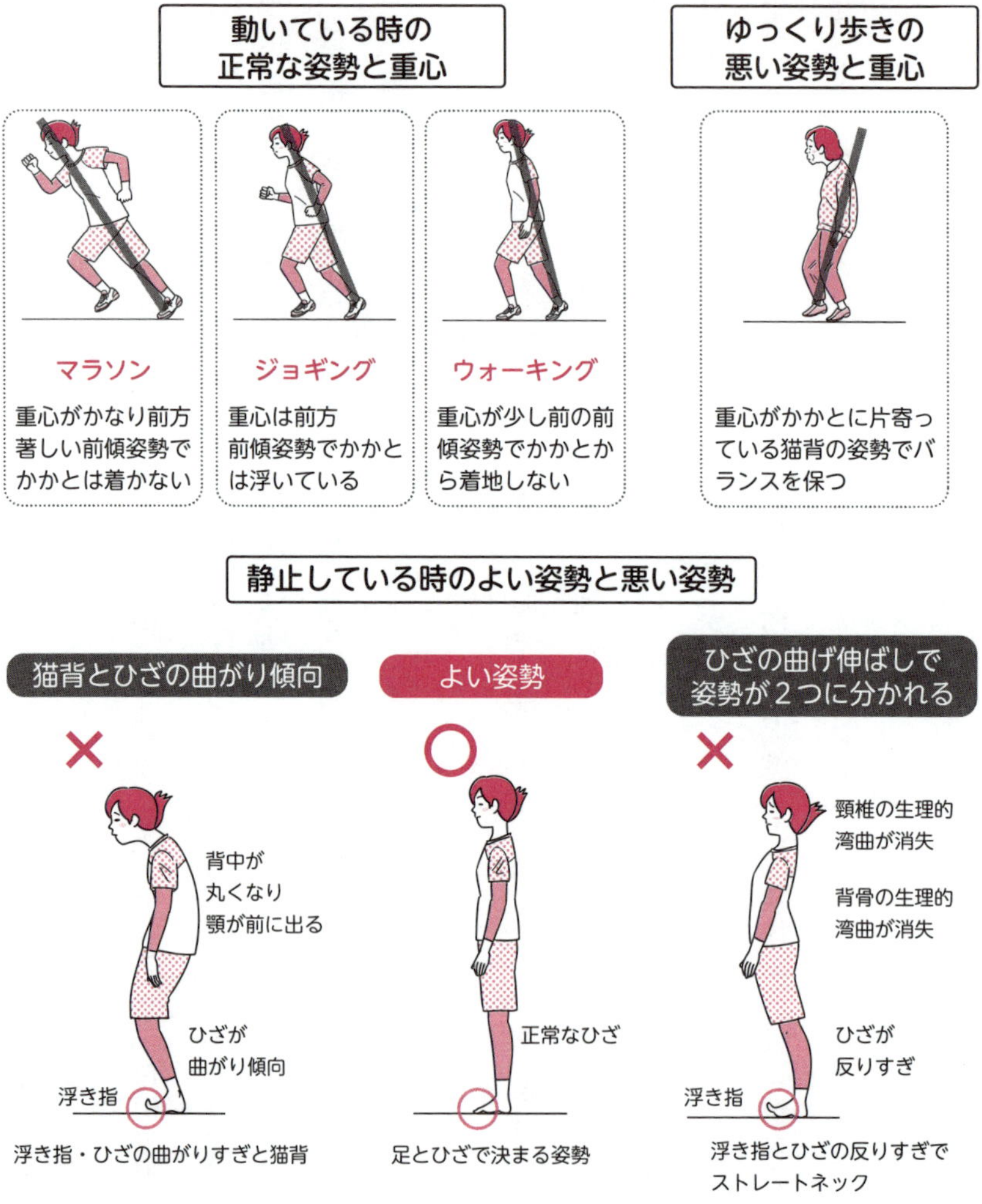

動いている時の
正常な姿勢と重心
ゆっくり歩きの
悪い姿勢と重心
マラソン
重心がかなり前方
著しい前傾姿勢で
かかとは着かない
ジョギング
重心は前方
前傾姿勢でかかと
は浮いている
ウォーキング
重心が少し前の前
傾姿勢でかかとか
ら着地しない
重心がかかとに片寄っ
ている猫背の姿勢でバ
ランスを保つ
静止している時のよい姿勢と悪い姿勢
猫背とひざの曲がり傾向
よい姿勢
ひざの曲げ伸ばしで
姿勢が２つに分かれる
×
○
×
背中が
丸くなり
顎が前に出る
ひざが
曲がり傾向
浮き指
浮き指・ひざの曲がりすぎと猫背
正常なひざ
足とひざで決まる姿勢
頸椎の生理的
湾曲が消失
背骨の生理的
湾曲が消失
ひざが
反りすぎ
浮き指
浮き指とひざの反りすぎで
ストレートネック

そうすることで有酸素運動が活性化され、歩行距離を一気に伸ばすこともできます。筋肉と脳が鍛えられ、体力が増すことで、日常の厳しい生活環境条件にも適応することができ、**心や精神を安定させる幸せホルモン**「セロトニン」も分泌されます。この幸せ感と共に自己をコントロールできるようにすることが、忙しい現代人にとって必要なのです。

「かかとから着地」する歩き方は確実にひざ、腰、首を痛める

私たちが長年悩まされてきたさまざまな慢性痛や自律神経失調症、うつ状態、生活習慣病、その最大原因が**「かかとから着地」する歩き方**にあったのです。

50年間の治療家人生の中でわかったことがあります。それは「かかとから着地」する歩き方が負傷の瞬間を特定できない、さまざまな足の痛みをはじめ、足首、ひざ、股関節、腰の慢性痛、背部の圧迫骨折（いつの間にか骨折）、ひどい猫背や側湾症《そくわんしょう》、頸椎症、顎関節などの**「①運動器系の障害」**を発症させていたということです。さらに、首の異常が原因となる自律神経失調症やうつ状態などの**「②自律神経系の障害」**、そしてもうひとつ「運動能力の低下」や「歩行能力の低下」に伴う**「③代謝器系の障害（生活習慣病）」**も発症させていたのです。

「かかと着地」と、これらの症状とが常に90％前後の割合で一致します。「かかと着地」によっ

て確実に、ひざ、腰、首を痛めていることが、50年に及ぶ経験的判断からわかりました。

現代人の足を調べると、その約80％に**「外反母趾」「浮き指」「扁平足」**など足裏の「異変」（気づきにくい足の異常）が大なり小なり見られます。また40歳以降では手指の第1関節が太く変形する「ヘバーデン結節」が、足に「転移」または発症したひどい外反母趾**「足へバーデン」**（変形性中足指節関節症）が多く見られます。これは私が50年に渡る治療経験から発見した新しい情報であり真実です。

中には批判的意見もありますが、私が長年「かかと着地と健康との関係」を追究してきた結果です。そして、新しい情報は繰り返し説明することで理解に変わると信じています。

一部の人は理解できないものをまず否定して、それを攻撃しがちです。人類全体に利益をもたらす内容であっても許し難いと思うものです。真実は難しい論文などのように遠回りしなくても、自分の足元にあるのです。

現代人は足裏の異変に比例して、すでに「重心がかかとへ片寄ってしまっている」のです。そこへ、さらに「かかとから着地する」という巷の間違った情報に洗脳されています。そのため、自ら意識的に「かかとから着地する」ようにしたという人も多くいます。

私の日々の治療経験から、この間違った歩き方を今も信じきっている人が多いことに驚いて

「かかと着地」が引き起こす全身の症状

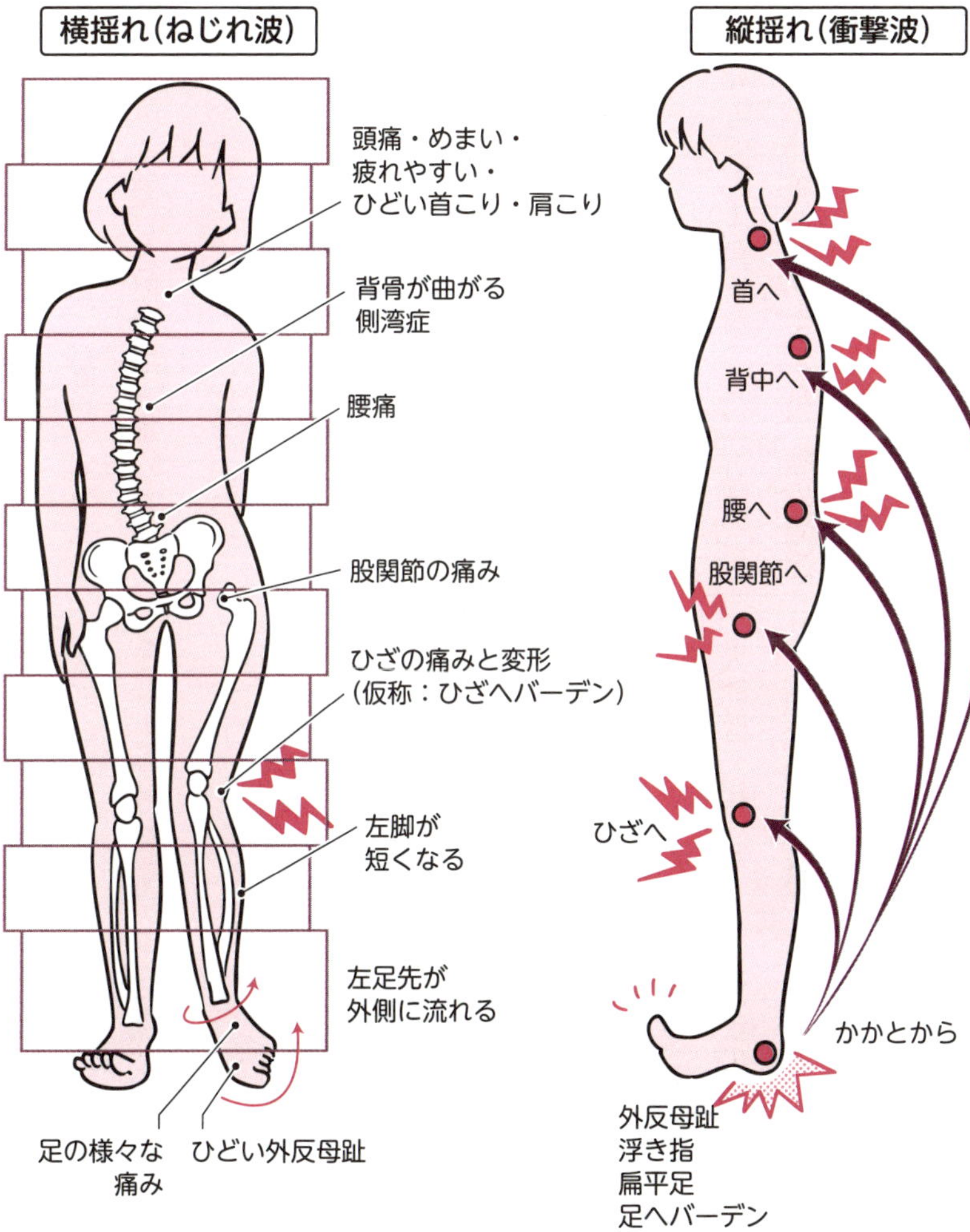

います。私は今こそ日々の歩行や歩き方に対し、警告すべき時がきたと考えています。

自分の身体に照らし合わせ、自ら理解しようとして頂きたいのです。私はこれまでの「かかとから着地する」という悪しき慣習を**「重力とのバランス」という哲学**によって変えていこうと決心しています。

大切なことは本書の中で繰り返し説明することで、読者の皆さんの頭に残りしっかりと理解して頂けると確信しています。

「重力とのバランス」から健康と美が生まれる

地球は「重力」との絶妙なバランス（調和）を保つことで成り立っているので、その中に住む人間も「重力」によって生かされています。その「重力とのバランス」を一番多くコントロールしているところが人間の土台となる「足」なのです。人間は「足」から**「重力とのバランス」を効率的に保つことで健康と美が生まれ、脳の発達と共に進化が促されてきた**のです。そのため、人間の身体は最初からどこをとっても**「免震・耐震構造で設計」**されているのです。「足」を見れば見るほど、すばらしい「免震構造で設計」されているのがわかります。

日々の歩行時、「つま先」で踏ん張り、「足裏全体」で柔道で言うところの「受け身」を取り、

3点で受け身を取り、身体を守る！

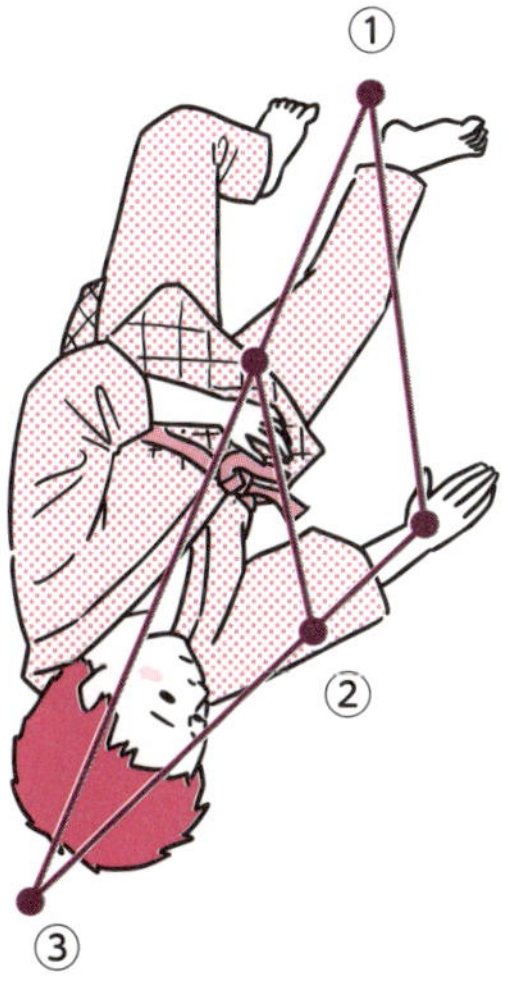

柔道の受け身も「免震構造」設計

柔道やプロレスなども、身体の３点で
『受け身』を取り、身体を守っている！

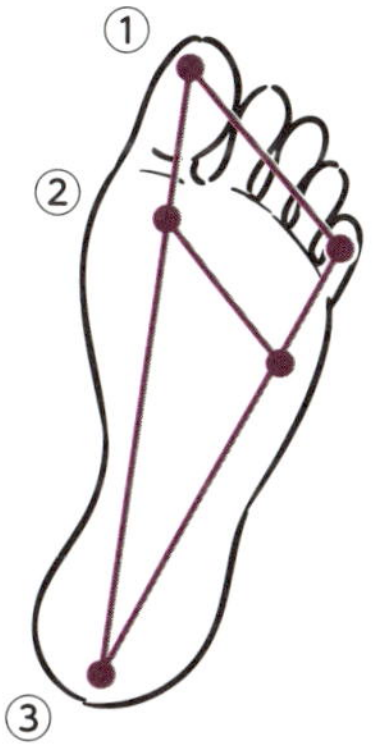

足裏の「免震構造」設計

指先、指の付け根、かかとの３点で
『受け身』を取り、身体を守る！

無意識のうちに体を守っています。もし、柔道で受け身を取らず、まともに体から落ちたら骨折や内臓損傷を負ってしまいます。「かかとから着地する」のは**「受け身」を取らず、毎日何回も身体から落ちるようなもの**です。

これが「かかとから着地する」歩き方によって起こる慢性痛や不調の隠れた本当の原因です。しかし、これらの慢性痛や慢性不調と、ケガや骨折などの「新鮮な損傷」との間には「時間経過」と「質量」(重量の強さによるダメージ度)が介在するため、わかりにくかったのです。ですから、正しい歩行は意識するだけではできません。

歩行やウォーキングの前に身近な歩行専用**「3本指テーピング靴下」**や**「免震インソール」**で、「足裏のバランス」を整えておくと、「免震ウォーキング」を助けることができます。これにより、自然と「受け身着地」による正しい歩行が促されます。このことをわかりやすく伝えるため、「免震ウォーキング」と呼んでいるのです。

「免震ウォーキング」が、慢性痛・自律神経の不調・うつ状態を改善する

足首がゆるみ、足関節の慢性痛に悩んでいる人が想像以上に多くいます。これは「**ねじれ歩行**」が原因です。

「外反母趾」「浮き指」、この両方が混合した仮称「外反浮き指《がいはんうきゆび》」「扁平足」、ひどい外反母趾「足ヘバーデン」がある人は、足指が浮き、つま先で踏ん張ることができないため、どうしても「かかと着地」になってしまいます。こうなると、蹴り出すときに足先が外方向へ必要以上に流れる「ねじれ歩行」をしてしまいます。

この状態がつづくと「足関節」を挟んで上下で相反する「ねじれ」が繰り返され、足首がゆるんでしまい、平らなところでもつまづいてしまいます。

ちょっと長く歩いただけでも足首に痛みを感じたり、足首を回すとゴキゴキとした音がして、いつも「だる痛さ」があると訴える人が多く見られます。

このような人は「足首のゆるみ」を脊椎の最上部となる「首」で補っているため、すでに**首こり、肩こり**と共に、**ひどい自律神経失調**や**うつ状態**になっている場合がほとんどです。

原因のはっきりしない慢性痛や自律神経の不調、うつ状態で悩んでいる人は、「第3章」で説明している「免震ウォーキング」を補助する**「カサハラ式テーピング法」**または、歩行専用**「3本指テーピング靴下」**で「足裏のバランス」を整え、その上から「足関節」に包帯や専用サポーターを用いて歩ける**「90％の固定」**で「ねじれ歩行」を防ぐことが大切です。

思い当たる人はすぐに実行してください。足関節を固定しても歩くことができる「90％の固定」をした瞬間から身体や首が楽に感じ、次第に固定後の違和感が安定感、安心感に変わってきます。

足関節に包帯固定をする場合は、足先を甲側に背屈した状態で行います。足首を直角に曲げて巻く包帯固定は、歩く時の可動域が充分保たれているので歩行に支障はなく、スニーカーも履くことができます。

巷では余り紹介されていませんが、足首のゆるみと自律神経失調症に関連するとても重要な新情報です。足首のゆるみによる「ねじれ歩行」をやめて「免震ウォーキング」をすると、さまざまな慢性痛や自律神経の不調、うつ状態がひとつずつ回復していきます。

それは、足裏から足関節や首、全身が「重力とのバランス」で整えることで、自然治癒力が発揮された結果です。

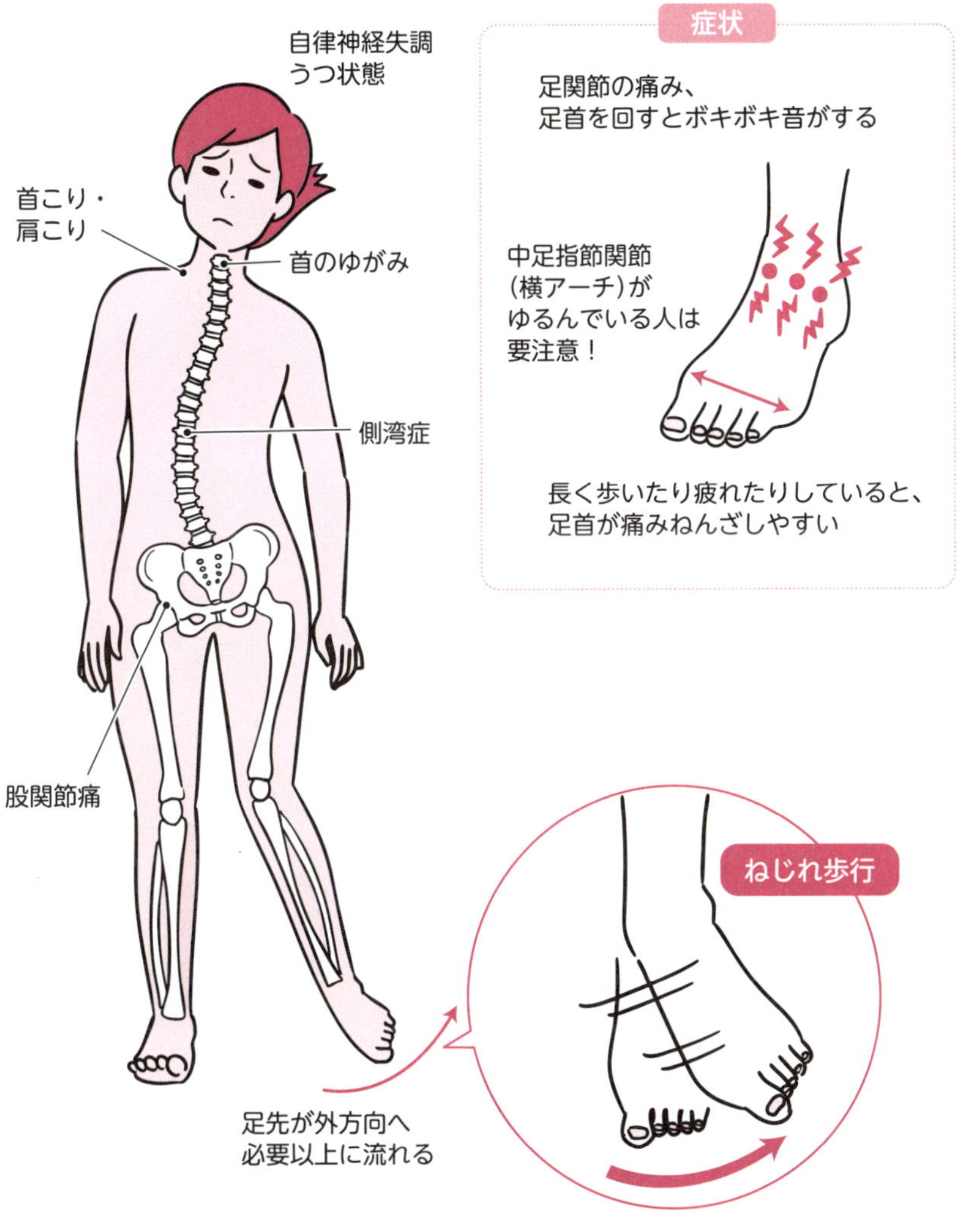
自律神経失調
うつ状態
首こり・
肩こり
首のゆがみ
側湾症
股関節痛
症状
足関節の痛み、
足首を回すとボキボキ音がする
中足指節関節
(横アーチ)が
ゆるんでいる人は
要注意！
長く歩いたり疲れたりしていると、
足首が痛みねんざしやすい
ねじれ歩行
足先が外方向へ
必要以上に流れる

こんな「足」はウォーキングで「1万歩」歩いてはいけない

実は、ウォーキングで体調不良になる人はほとんど足に異変があります。外反母趾や浮き指など足に異常があると重心がかかとに片寄るため、無意識のうちに「かかと着地」をしてしまいます。かかとから着地するウォーキングが慢性痛を発生させる、その因果関係を50年間追究してきた結果、今はっきりと警告しなければならないことがあります。

第1に、時代の変化、ライフスタイルの変化に伴って現代人の多くの足に、「**異変**」（自分で異常とは自覚できない状態）が起こっているということです。**しかし、多くの人は自分の足の「異変」に気づかず他人事のように思っているという点です。**

第2に、**「1日1万歩」歩いてはいけない足**、その代表的な6つの足の「異変」を自分の足と比較して点検することができていないという点です。

①**外反母趾**：一般的な軽度の外反母趾

②**浮き指**：足の指が浮き、指の付け根で歩く状態

③**「仮称：外反浮き指」**：最も多く見られる外反母趾と浮き指が混合した状態

「1日1万歩」歩いてはいけない足

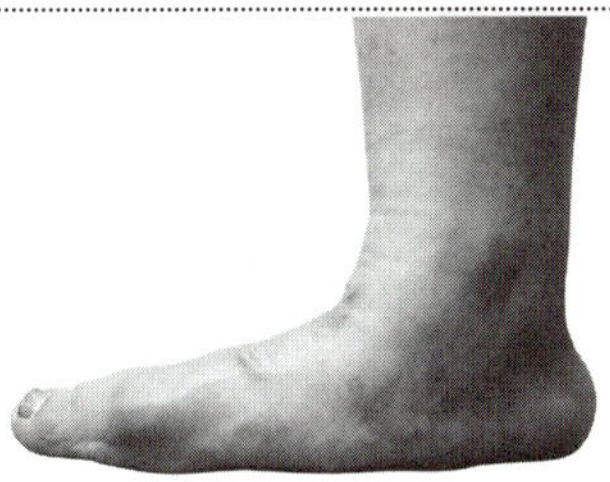

アーチ不足

④扁平足

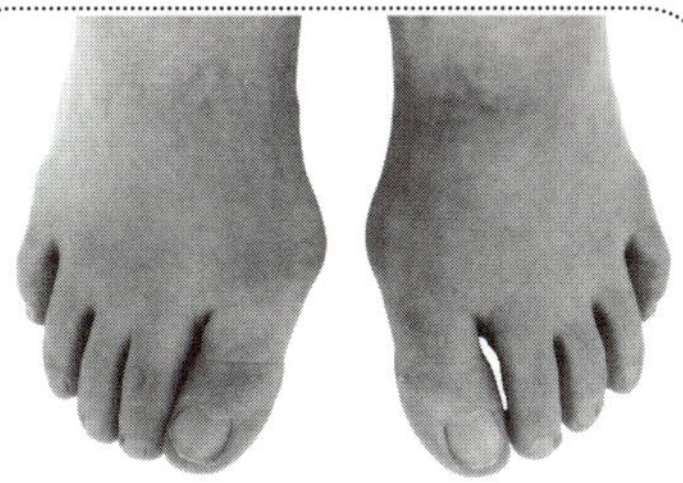

軽度で一般的

①外反母趾

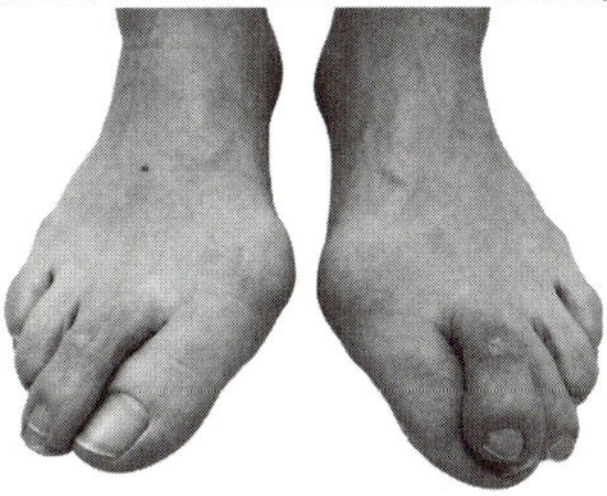

ひどい外反母趾

⑤足ヘバーデン

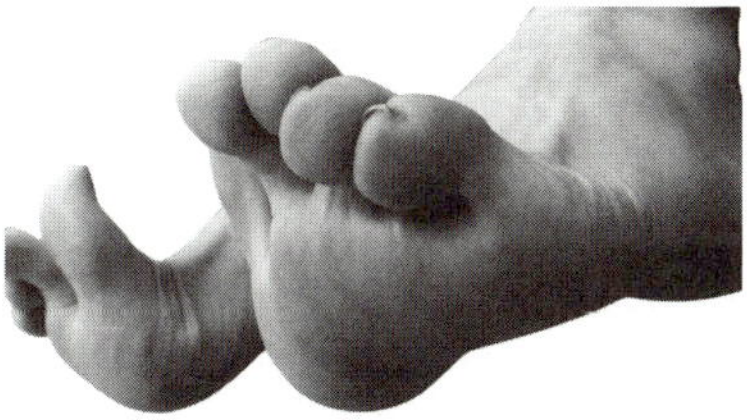

かかとが減る

②浮き指

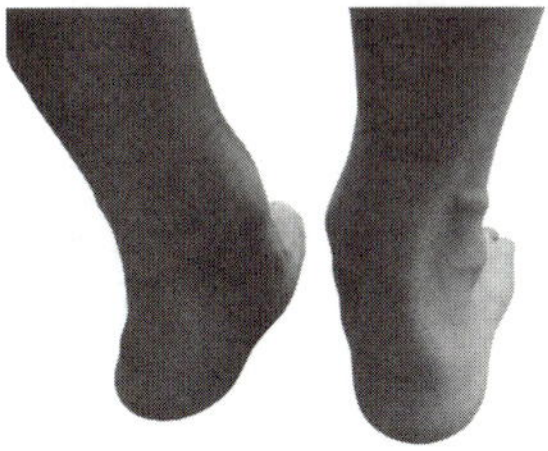

靴の内側が減る

⑥仮称：浮き指外反足

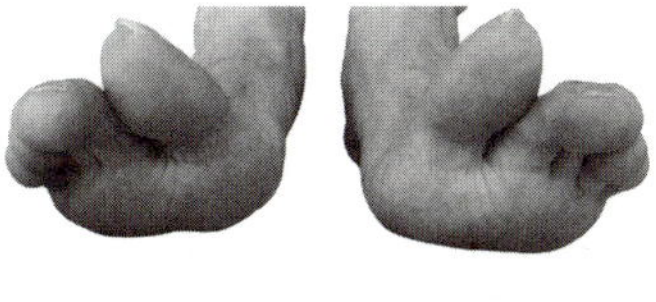

外反母趾と浮き指の混合

③仮称：外反浮き指

④**扁平足**（開帳足を含む）：先天的な扁平足とは区別する

⑤**足へバーデン**：手のヘバーデン結節（変形性関節症）が足の「中《ちゅう》足《そく》指《し》節《せつ》関《かん》節《せつ》」に起こった、ひどい外反母趾

⑥**「仮称：浮き指外反足」**：浮き指が原因となる外反足、足の裏が外方向に変形、靴の内側がすり減る

このような足の異変が疑われる場合は、意識するだけでは免震ウォーキングはできません。先に**足裏のバランス**を整え、日々の歩行の中で足底筋群を鍛えてからウォーキングを始めると安全な免震ウォーキングができるようになります。

第3に、足の異変に伴う日々の歩行やウォーキングによる1回のダメージは少なく、気づくことはできませんが、**1年、2年と繰り返されると大きなダメージ**になるということです。原因がはっきりしているケガや骨折などの瞬間的に起こる新鮮な損傷と、原因がはっきりしない慢性痛や自律神経失調症との間には重力に時間経過と質量（重力の強さによるダメージ度）が介在しています。

特に足の異変が**首の異常**を引き起こし、自律神経を誤作動させ、**「自律神経性ニューロパチー」**を発症させている、ということを長周期地震動のメカニズム（**1階の揺れは少なくても最上階は大きく揺れる**）から気づく必要があります。これをわかりやすく表現すると、**「悪い足による、**

悪い歩き方（かかと着地）で交通事故のむち打ち状態を起こす」ということです。

第4に、慢性痛や自律神経失調症の本当の原因が足の異変に伴う「重力とのバランスの崩れ」にあった、ということがあります。しかし、これらの症状に対して人間の土台となる足を診て、「足から診断」したり、「足から治療する」という医療機関が日本中にないのです。

慢性痛で整形外科や接骨院、民間療法を訪ねる人々の半数以上は足の異変に伴う、「かかとから着地する」日々の歩行やウォーキングが大きく関係していると警告します。

第5に、これらの症状や早期となる未病に対しては、現行の医療体制、社会福祉制度は保障してくれません。やはり「**自分の身体は自分で管理し、自分の身体は自分で守る**」という時代が来た、ということです。

水中ウォーキングが良い理由

私の50年以上に及ぶ治療経験からすると、マラソン（速く走る）やジョギング（ゆっくり走る）によってより健康になる人がいる一方で、逆に慢性痛や自律神経失調症、さまざまな身体の不調が起こってしまう人も同程度いるのです。

この「差」がどこにあるのかを追究すると、ウォーキング（歩く）によっても同じような「差」

が起こります。

特に、関節の痛みや自律神経失調症は「かかとから着地」をする人に、より一層多く見られます。このことから今は**水中ウォーキング**が推奨され主流になっています。

水中ウォーキングでは新たに慢性痛や自律神経失調症を起こす人は激減し、また悪化させてしまう人もほとんど見られないという報告もあります。

この「差」を解明するヒントが、**「かかとからの突き上げ」が水中の浮力で軽減し、関節を守っている**ということです。水中では地球の重力の影響が極力少なくなるからです。

なぜジョギングやウォーキングをすることによって健康になる人と、逆に健康に害を与えてしまう人とにわかれるのか?

その「差」は「かかとから着地」するウォーキングによって、過剰な「重力の負担(突き上げ)」を上部へ強く伝えてしまうから、と考えることで理解できると思います。「かかとから着地」は、「かかとからの突き上げ」を強く体に伝えるのに対し、「免震ウォーキング」は「かかとからの突き上げ」を吸収、無害化することができます。つまり「免震ウォーキング」は、水中ウォーキングに近く、過剰な突き上げを無害化できるのです。

現代人は、「ただ1万歩歩けばいい」「ただ1時間ウォーキングをすれば皆、健康になれる」というものではありえません。

間違ったウォーキングである「かかとから着地と健康との関係」、そのメカニズムを「重力とのバランス医療『あしけん学』（足と健康との関係）」で説明すると、

①現代人は**「つま先」で踏ん張れない**ため、その分**「重心のかかとへの片寄りと左右差」が起こり、足裏が不安定**になっています。**この足裏の不安定に比例して、体に「ゆがみ、バランスの崩れ」が発生**します。（「**構造学的**」に説明すると、縦（前・後）×横（左・右）×高さ（上下）のアンバランスのいずれかのゆがみ、バランスの崩れを発生させる）

②そこへ「かかとから着地」する時に発生する**突き上げ「過剰な衝撃波とねじれ波」という介達外力が「ゆがみ、バランスの崩れ」のある関節に、より強く伝わり、時間経過と質量に伴って損傷が蓄積**されていきます。（「過労学的」に説明すると、時間経過に伴う（過剰な衝撃波）×（過剰なねじれ波）、という破壊のエネルギーが蓄積されていく）

③これを「環境学」的に説明すると、**生活環境の中で「反復（繰り返す）」**することで、**蓄積された「破壊のエネルギー」が限界を超えた**とき、原因のはっきりしない痛みやさまざまな不調が発生しています。

これが、

①負傷の瞬間を特定できない慢性痛

②原因のはっきりしない、自律神経失調症、うつ状態、さらには、

③発症に気づきにくい、生活習慣病の隠れた本当の原因になっていたのです。

「免震ウォーキング」を選んだ人は10歳若く生きられる！

「かかとから着地」は健康寿命を8年短くし、「ヘバーデン結節」のある人は健康寿命を10年短くしています。

同じような生活、同じような年齢、同じような環境下でありながら「困難に打たれ強く、健康で、よい姿勢を保ったまま、いつも若々しく元気な人」と、逆に「いつも慢性痛や自律神経の不調に悩まされ、困難に打たれ弱く顔色と姿勢も悪く、実際の年齢より老けて元気のない人」とにわかれます。

私は50年以上に及ぶ治療経験でこの「差」を追究しないのは、医療関係者をはじめ、歩行やウォーキングなど健康指導者の落ち度と恐れながら申し上げているのです。

この差を解明している「重力とのバランス医療」（あしけん学）をいまだ見過ごしているようでは、人類、そして国民を健康に導くことはできません。

繰り返し説明しているように、**「重力とのバランス」を一番多くコントロールしているとこ**

ろが、人間の土台となる「足」なのです。ですから、**「足」**とその**「歩き方」**が重要なのです。これが「健康寿命の質」に直結しているのです。「何万歩歩けばよい」というような**「量」的な問題ではない**ということです。

現代医療が飛躍的に進歩したことで、がんの早期発見や病気に対しての高度治療で平均寿命も延びました。世界と比べても「日本人は世界一長生き」と報告されています。

平均寿命が延びたことで、今はその「質」となる健康で良い姿勢を保ったまま長生きし、要介護など人の世話にならない生き方、つまり健康寿命が長いか、それとも短いか、その「差」を埋めるためには健康の質が問われる時代になってきたのです。健康寿命の質についてはすでに、厚生労働省で定義しています。

私はこれとは別に、「かかとから着地する歩行」を選んだ人は、健康寿命が「約8年短くなり」、そして「ヘバーデン結節」がある人は「約10年短くなる」と推測しているのです。

逆に、**「免震ウォーキング」を選んだ人は10歳若く生きる**ことができ、その分だけ、**「健康寿命が約10年延びる」**と、50年の治療経験から確信し、**健康格差をなくすようにしているのです。**

私たちは自分の身体を管理することよって、健康寿命を10年延ばすことができます。昨今、慢性痛や自律神経失調症、生活習慣病に対し、すぐ医療に依存する傾向がありますが、自分の大切な健康を部分的、細胞レベルで診る医療システムだけに依存していることに心配はありませんか？　当然、緊急性のある場合は現代医学に依存しなければなりません。

しかし、緊急性がなく当分様子を見ても問題がないとされる運動器系の慢性痛や自律神経系の不調、生活習慣病（代謝器系の異常）、これらの中で早期の未病状態に対しては「自分が一番の名医になる」「自分の身体は自分で守

慢性痛を解明する８方向の診断

自然界5次元の法則	環境×	8	患部に対する環境条件（反復性）	環境医学	5次元構造
	時間×	7	過剰なねじれ波の蓄積（介達外力）	過労医学	4次元構造
		6	過剰な衝撃波の蓄積（介達外力）		
	高さ×	5	上下のアンバランス（ゆがみ・ズレ） 生理的湾曲の消失	構造医学	3次元構造
	横×	4	右のアンバランス（ゆがみ・ズレ）		
		3	左のアンバランス（ゆがみ・ズレ）		
	縦×	2	後のアンバランス（ゆがみ・ズレ）		
		1	前のアンバランス（ゆがみ・ズレ）		

る」という考えを持つ必要があります。

医療システムや社会福祉制度はあなたの健康について責任を取ってくれないからです。これも新しい考え方ですが、私はすでに「重力とのバランス医療」（あしけん学）によって解明しています。

あなたが「免震ウォーキング」を選べば社会が明るくなる

「足と体のゆがみ」に伴う慢性痛や猫背、側湾症、首こり、肩こり、自律神経の不調、生活習慣病、これらの初期の状態となる「未病」に対しては誰も心配してくれないし保障してくれません。

ですから、「重力とのバランス医療」（あしけん学）で自然治癒力を最大限に発揮させる知識を育てないといけないのです。

長年外部の専門家や治療機関にばかり依存しきた結果、症状が改善されず、これまでの治療法に疑問や矛盾を感じ、治るという希望を見失ってしまったという人を多く見てきました。

自分で「足から未病のうち」に改善する方法、その始まりが「免震ウォーキング」なのです。

自分が健康でよい姿勢を維持し、筋肉と脳を鍛え、心の安定と共に10歳若々しく生きることによって初めて本当の幸福感が得られます。

自分で改善する知識が得られれば、自らを助け、自信になります。**「天は自ら助くるものを助く」「求めよ、さらば与えられん」**です。

自ら健康寿命を10年延ばし、10歳若く生きることで社会全体を明るくすることができます。それによって、新しい医療「重力とのバランス医療」（あしけん学）が医療、健康、予防の中心になれば、世界中の人々そして医療関係者に知れ渡るでしょう。

私はこれを社会に知らせるために30年以上、今か今かと焦りながら活動しています。人は本当の原因がわかることで、自ら根本療法が理解できて、そして改善できるようになるのです。

自分が健康になった時、その感動と共に人に知らせたい、他の人々に分け与えたいという自分でも抑えきれない魂の呼び声を感じたという人を多く見てきました。

それは今まで世界にはなかった「重力とのバランス医療」（あしけん学）にひらめきを感じ、納得できたことでさまざまな疑問や矛盾点を自ら解明できたということです。

「免震歩行」で加齢に立ち向かい 健康寿命を 10 年伸ばす

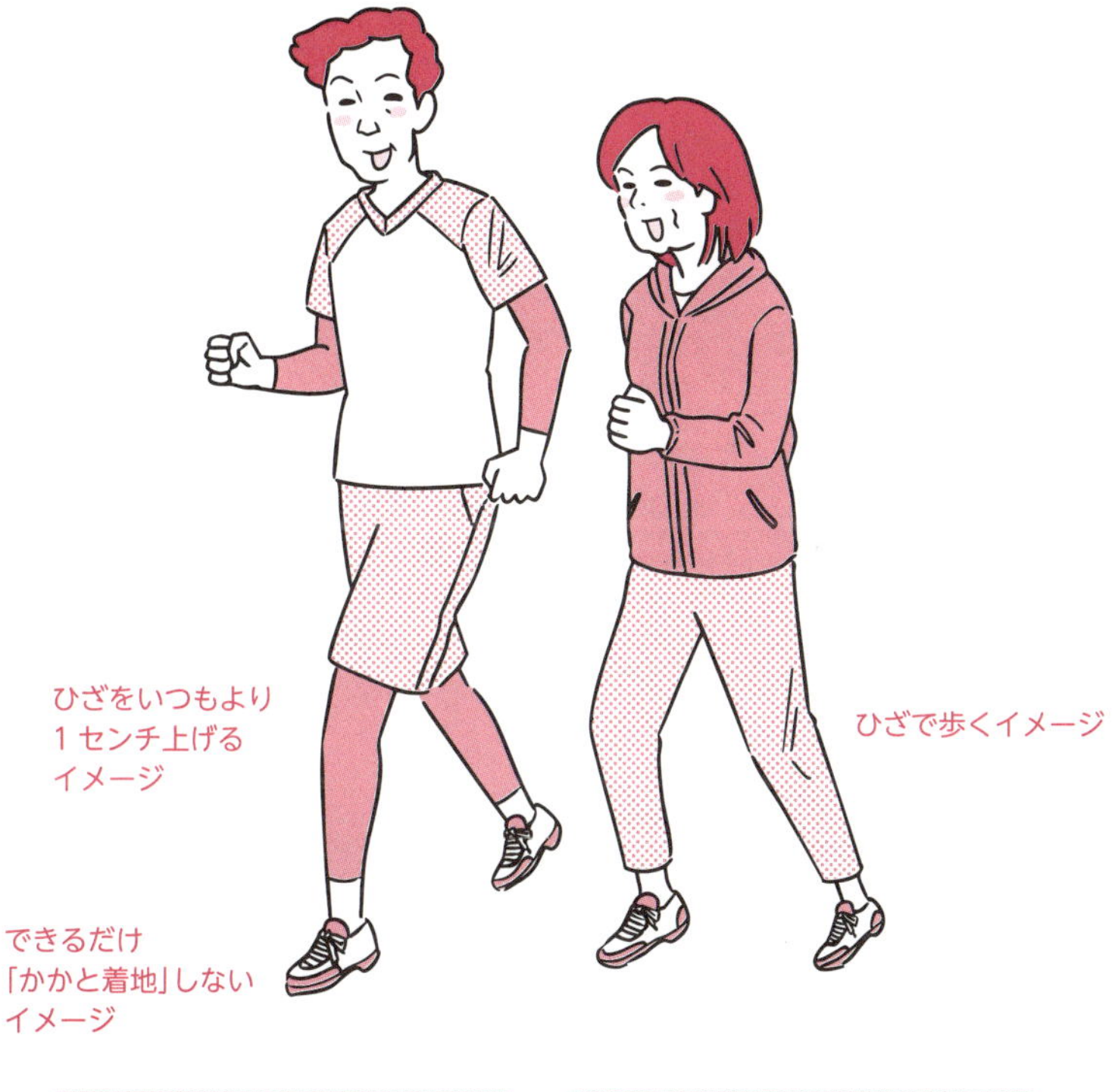
ひざをいつもより
１センチ上げる
イメージ
ひざで歩くイメージ
できるだけ
「かかと着地」しない
イメージ

「免震歩行」で関節を老化させない

脳を鍛えて精神（心）をコントロールする力をつける

ひざを上げて歩くと下半身が鍛えられる

足裏全体で受け身着地

＊健康寿命…健康上の問題で日常生活が制限されることなく過ごすことができる期間

第2章

結局、どうやって歩いたらいいのか？

男性と女性で適正な歩数は異なる

男女には骨格や筋肉の量など差があるので、ウォーキングや歩行でもそれを理解して行わなければなりません。つまり「女性」と「男性」では歩数を変えて歩行する必要があります。その「差」や「性差の違い」を理解しないと逆効果になってしまいます。

女性と男性の歩数の違いは、重力に対する筋力と筋肉量の「差」にあります。女性の身体は男性に比べると、お産が安全にスムーズにできるよう筋力と筋肉量が少なく、そして関節も浅く作られているため「外反母趾」「浮き指」「扁平足」をはじめ、脱臼や身体のゆがみ、バランスの崩れ、身体の変化も圧倒的に女性に多いのです。

実際に女性のほうがさまざまな足の痛みをはじめ、足首の痛みやひざ痛、股関節の変形や痛み、腰痛、肩こり、首こりなどで整形外科や整骨院、マッサージ、整体などへ行く割合が多いです。

女性の身体は「重力の負担（負荷重）」に対して筋力が弱いため、男性より「重力」を強く受ける割合が高くなってしまいます。

ですから、足裏に「異変」（気づきにくい足の異常）がある女性が男性と同じように「1日

1万歩」を目標にしたり、またいつもより長く歩きすぎたり、さらに日々「かかとから着地する歩き方」をしていると、「重力」のダメージを多く受けてしまうわけです。そのメカニズムを学問的に知ることが、悪い歩き方をしないために重要です。

「すべては重力を中心に考える」ことです。**「あしけん学」は単に健康の話だけにとどまるものではなく、時代の変化に適応した新たな医療分野をつくり、「足と健康との関係」からより多くの人たちに役立つことを目標にしています。**本来「重力が医療や健康の中心にあるべき」と申し上げているのです。

ウォーキングによる不調の３段階のメカニズム

①人間の土台「足裏」の異変があると、その度合いに応じて体に「**ゆがみ、バランスの崩れ**」が起こる

②「かかとからの着地」による「突き上げ」（介達外力）が強く伝わり、時間経過と質量に伴い**軟骨のすり減りや変形**が蓄積されていく

③日常の環境条件の中で限界を超えた時に**痛みや変形**、**自律神経失調症**、**生活習慣病などの不調**が起こる

男女は筋力差があるので歩数も異なる

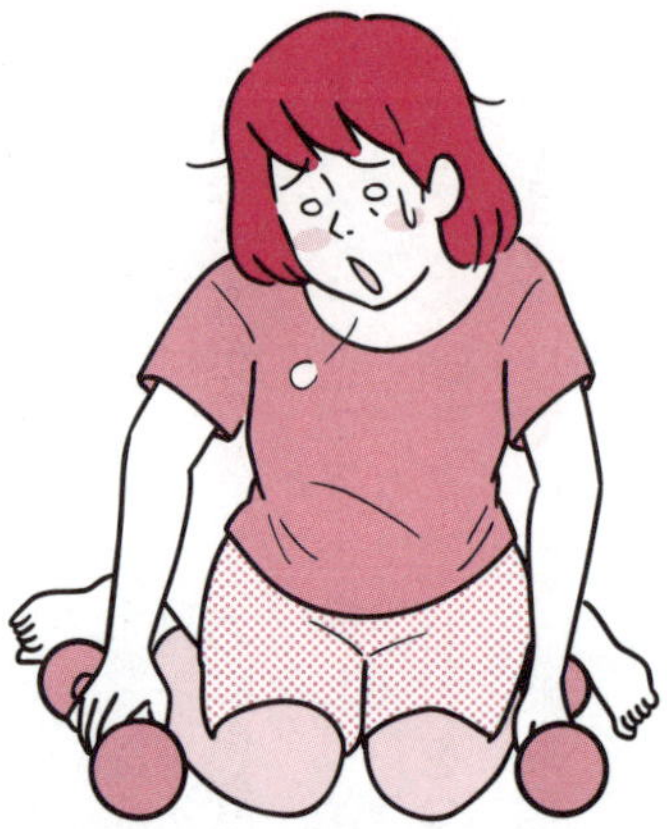

女性は男性に比べて
筋力が弱いために
重力の影響を受けやすい

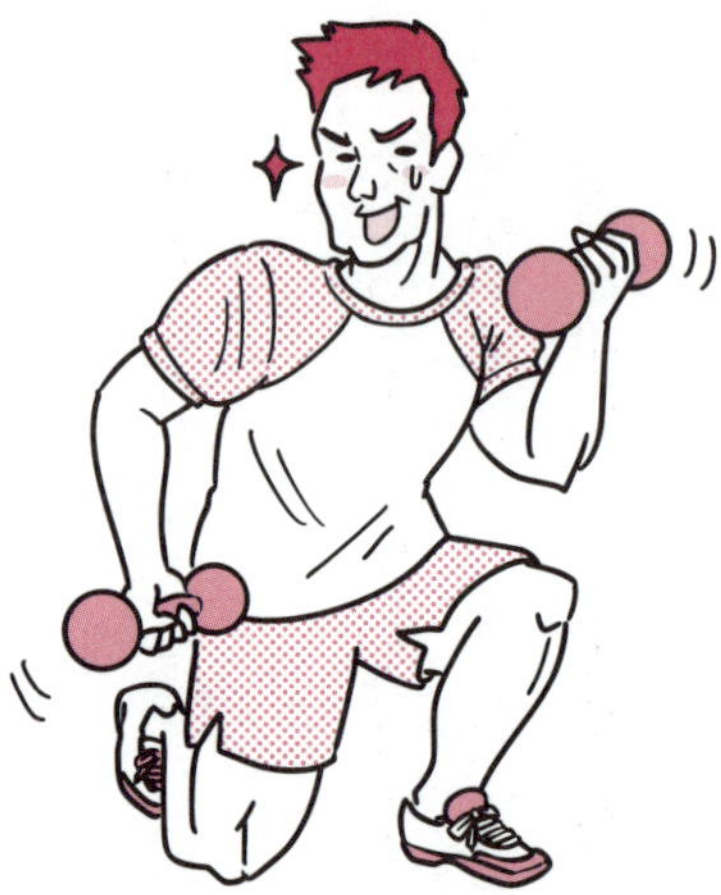

男性は筋力が強く
筋力量も多い

ここまでが一般的な関節のすり減りや痛みが起こるメカニズムですが、次がとても重要な問題点なのです。手の第1関節が太く変形する**「ヘバーデン結節」**のある人は、重力の負担に特に弱く、関節がすり減りやすい、変形しやすい、という特徴があります。

そのすり減った関節内の軟骨を免疫が異物として捕らえて過剰に反応したり、攻撃することでさまざまな重度の「変形性関節症」が起こってしまうのです。

これを私は「カサハラ理論」と表現していますが、その代表的な症状が、ひどい外反母趾である「足ヘバーデン」や、ひどい変形性のひざ関節症の「ひざヘバーデン」です。

「ヘバーデン結節」（変形性関節症（炎））は女性に圧倒的に多く、全身性（全身に起こる、または転移する）なので、男性よりウォーキングの歩数を減らす必要があります。

ヘバーデン結節の人は平均４０００歩程度がよい

「ヘバーデン結節」を全身性で見た場合、60歳代以降では、女性の5人にひとりの割合で見られるほど多いのです。ですから、「ヘバーデン結節」のある女性は男性と同じ歩数にすることは問題があり、痛みや不調の原因になります。

「ヘバーデン結節」は関節リウマチとは異なりますが、「関節がすり減りやすい」「関節が変形しやすい」「関節炎を起こしやすい」「関節破壊を起こしやすい」という特徴が類似しているので、ウォーキングや日々の歩行を行う人にとって、充分に注意してほしいのです。

「手のヘバーデン結節」と「ひどい外反母趾：足へバーデン」のある人は、程度によりますが、歩数は1万歩の約半分に減らして、平均**4000歩**くらいにすることです。

また痛みや腫れが著しい炎症期間（急性期）はできるだけ歩行を少なくし、ウォーキングは中止してください。この事実を知らない人たちは健康になりたいという一心から1日1万歩を続けていた結果、逆に痛みや変形性関節症、自律神経失調症、うつ状態で悩むことになったという人も多いのです。

このように、「ヘバーデン結節の知識があるかないか」で、健康や医療の「格差」が出てしまうのが「事実」です。

「ヘバーデン結節」のある女性は、健康に自信がなく本能的に危険性を感じ、歩きたくてもウォーキングや日々の歩行をためらって、家に閉じこもってしまう傾向があります。これは女性のほうが「重力」に弱いという性差があるからです。**適正歩数を判定する方法は、「足の症状別ウォーキング」のポイント（p92参照）で確認**することができます。

正しい歩行を促す５つの基本動作

「かかと着地」をやめて正しい歩行を身に付けるには、足裏全体で受け身を取り着地しなければなりません。

それが「免震ウォーキング」ですが、そのメカニズムは次のようになります。

【基本動作】①「かかとから着地」ではなく、つま先に力を入れ足裏全体で受け身着地する歩き方

（１）**「足の親指」**に力を入れる**25％**

（２）**「つま先」**（指の付け根）で踏ん張る**25％**

（３）**「かかと」50％**

を含む**「足裏全体」で受け身着地をする瞬間、「あおり運動」**で蹴り出すイメージ

【効果】足から全身に対し、**「前・後」のバランス**を整えることができる

（「重心のかかとへの片寄り」に比例した悪い姿勢と共に猫背や反対のストレートネックを改善）

【基本動作】②歩幅は無理に大きくせず、速度に合わせる

（1）最初は**「足裏全体で受け身着地」**できる、**「自分に合った歩幅」**から始める

（2）慣れてきたら、歩く**「速度に合わせた歩幅」**で力強く歩く

（3）**一直線上を身体が揺れない**ようにイメージして歩く

【効果】足裏から全身に対し、**「左・右」のバランス**を整えることができる

（重心の左右どちらか片側へ片寄った姿勢、骨盤のゆがみ、背骨曲がり（側湾）、首のゆがみ、顔面の左右差などの改善）

【基本動作】③ひざは伸ばしきらないでゆるめて歩く

（1）ひざを伸ばしきって骨に頼った歩き方ではなく、**ひざにゆるみをもたせて**筋肉に頼って歩く癖をつける

（2）**ひざをいつもより「1センチ上げて」**、上下リズミカルに歩く

（3）歩行動作の**中心は「ひざ」**にあることをイメージ

【効果】足から全身に対し、**「上下」のバランス**（生理的湾曲）を整える

（重心が中心部で集中し過ぎた姿勢、生理的湾曲の消失（本来あるべき湾曲の消失）を改善）

カサハラ式免震歩行ライン

着地ライン

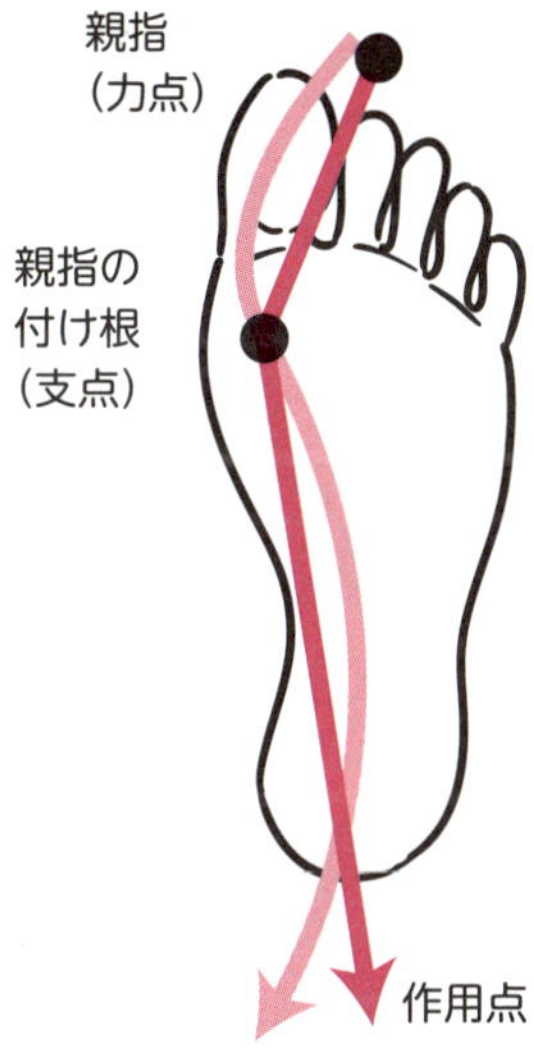

蹴り出しライン

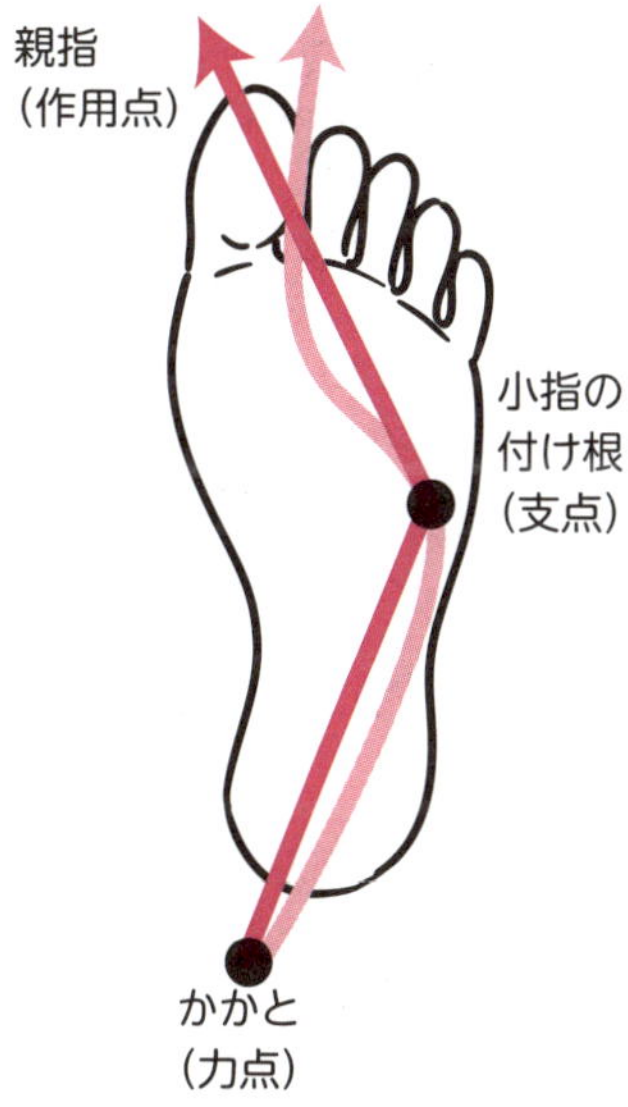

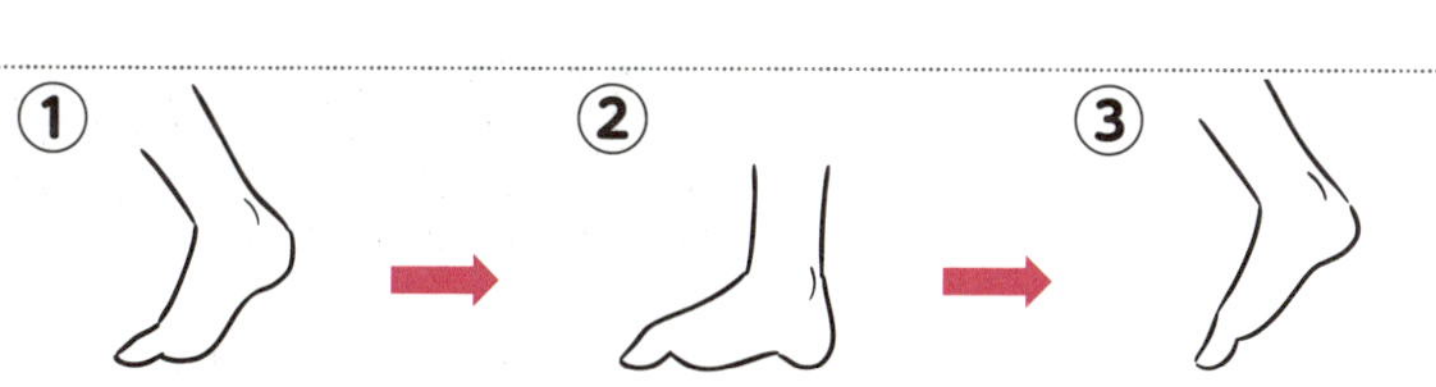

①つま先で安全確認
足裏全体で受け身をとる
「着地ライン」

②足裏全体で「受け身着地」

③あおり運動の反動で
蹴り上げる
「蹴り出しライン」

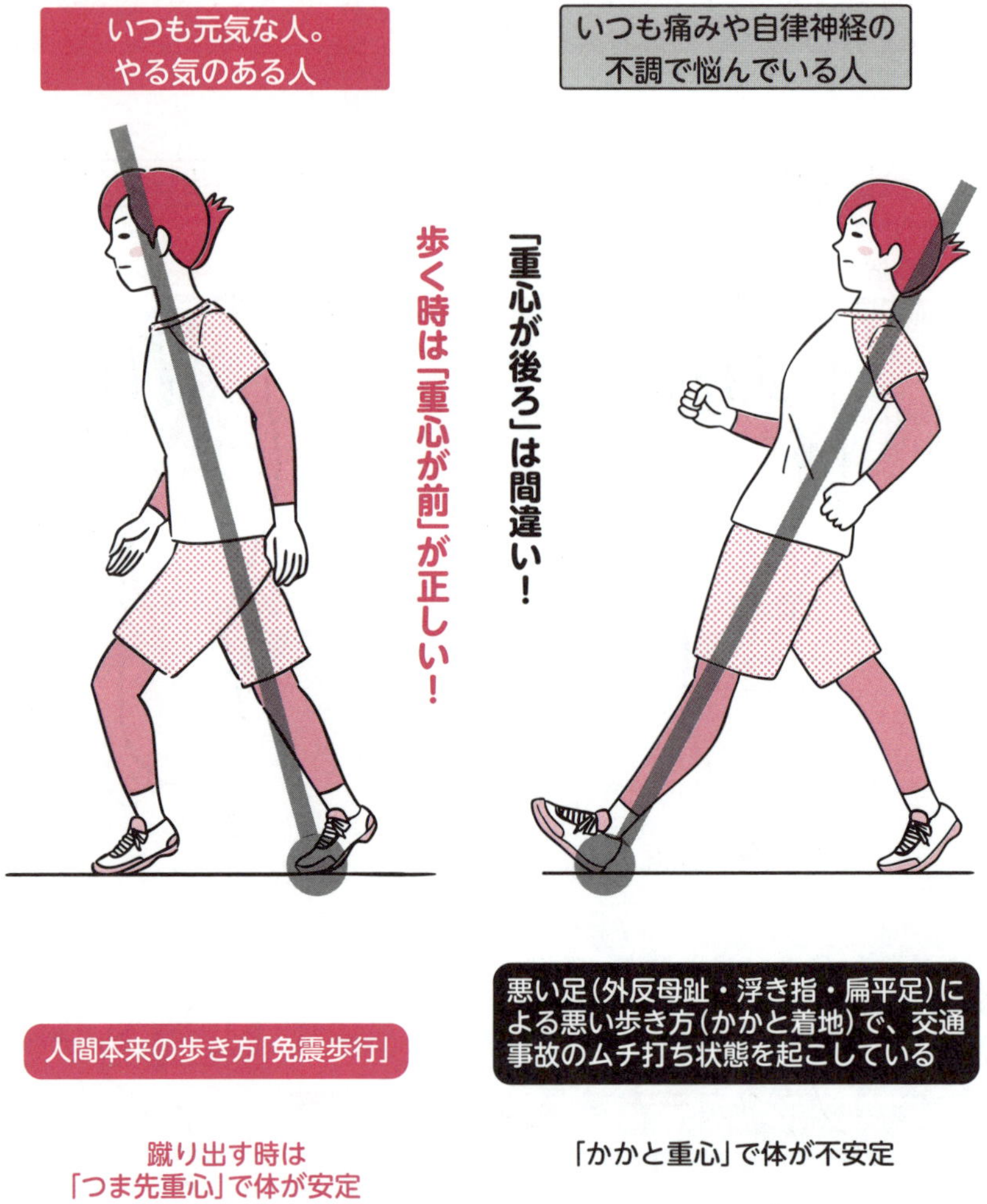
いつも元気な人。
やる気のある人
いつも痛みや自律神経の
不調で悩んでいる人
「重心が後ろ」は間違い！
歩く時は「重心が前」が正しい！
人間本来の歩き方「免震歩行」
悪い足（外反母趾・浮き指・扁平足）による悪い歩き方（かかと着地）で、交通事故のムチ打ち状態を起こしている
蹴り出す時は
「つま先重心」で体が安定
「かかと重心」で体が不安定

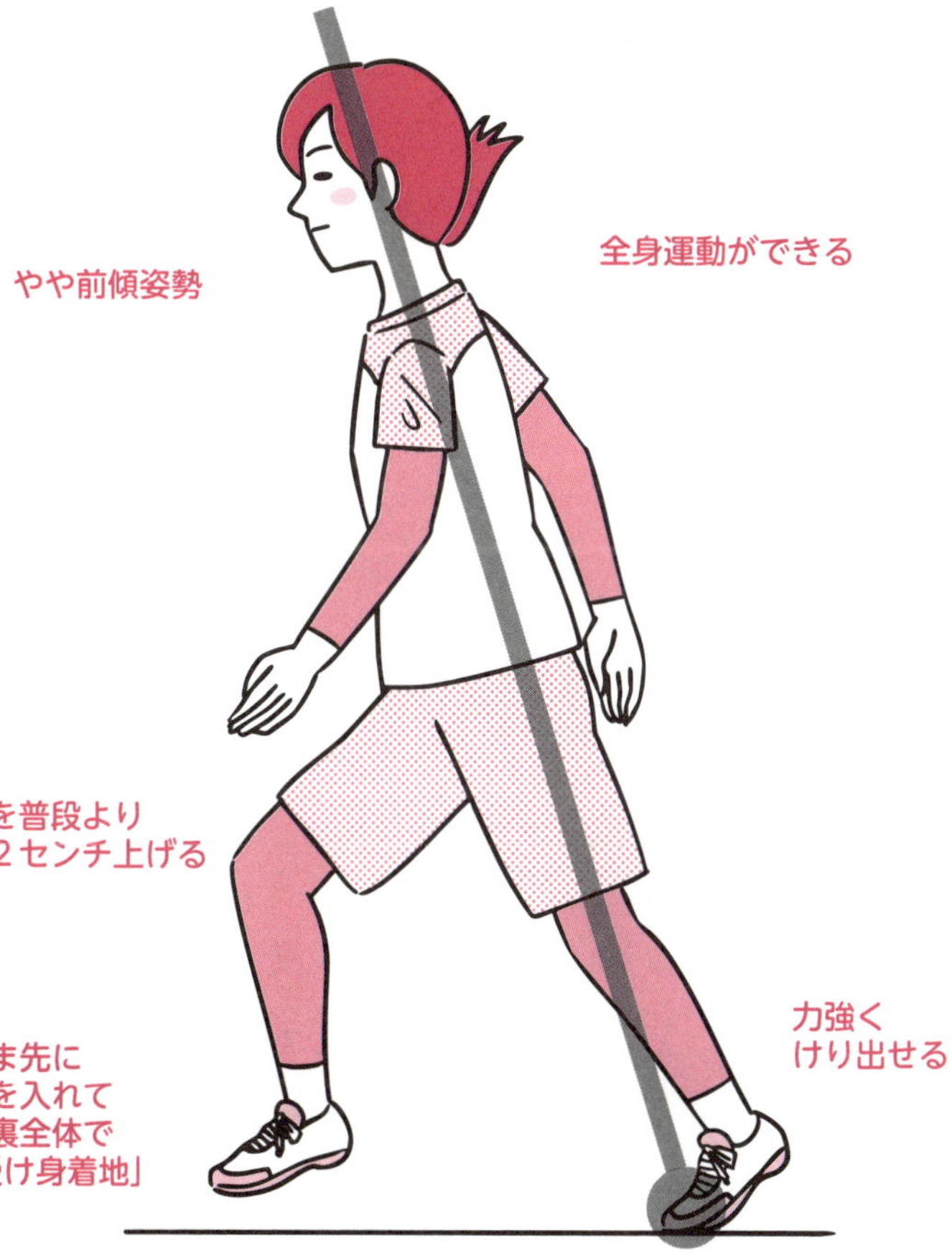
全身運動ができる
やや前傾姿勢
ひざを普段より
１～２センチ上げる
力強く
けり出せる
つま先に
力を入れて
足裏全体で
「受け身着地」

免震歩行やウォーキングで早歩き！

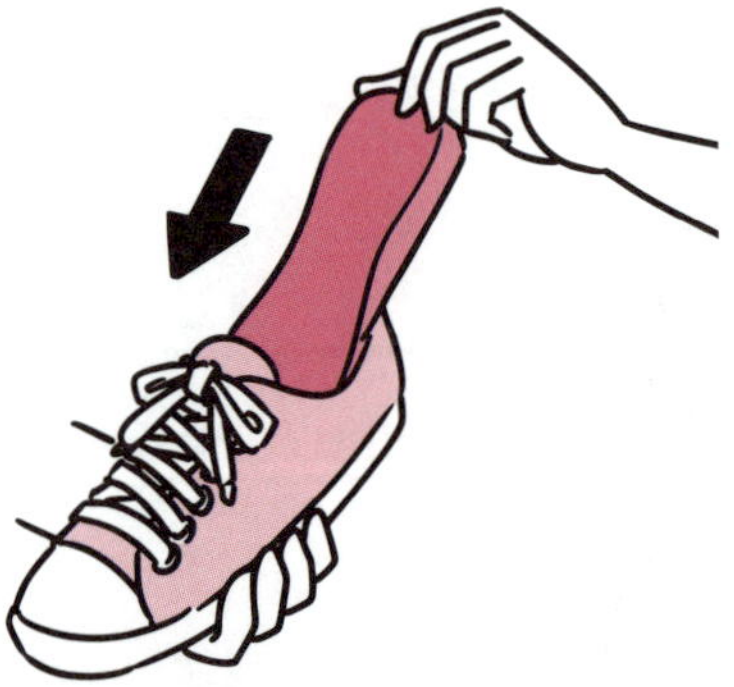

専用免震インソール

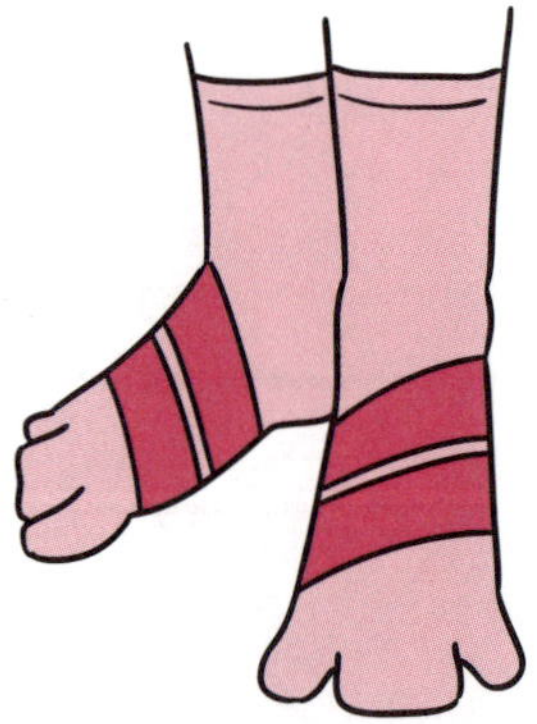

3本指テーピング靴下

【基本動作】④クッション性のある靴底で関節を守る

（1）**免震性（クッション性）のある靴底**で、
関節の変形・老化を防ぐ

（2）**「カサハラ式テーピング」や歩行専用「3本指テーピング靴下」で足裏のバランス**を整え、「横アーチ」と「縦アーチ」を再生

（3）**人工筋肉素材の「免震インソール」**で、
人間の土台に基礎工事をするイメージ

【効果】足から全身の関節に対し、**「時間」経過のバランス**を整える
（かかとからの突き上げによるダメージを吸収、無害化し、関節の変形、老化を改善）

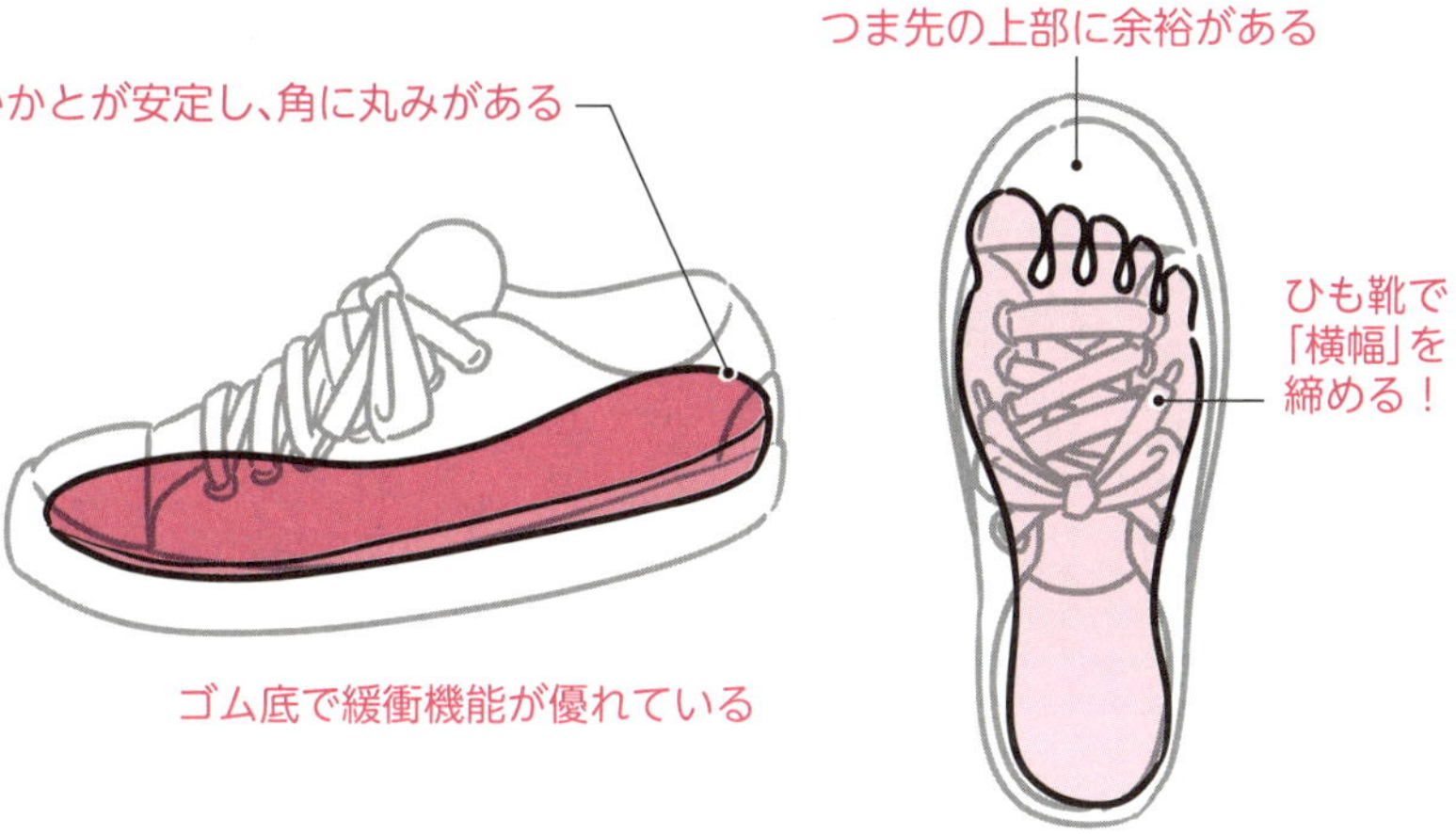
かかとが安定し、角に丸みがある
ゴム底で緩衝機能が優れている
つま先の上部に余裕がある
ひも靴で「横幅」を締める！

【基本動作】⑤歩行能力を高める「ひも靴」に変える

（1）**つま先部分に余裕があり、「つま先」で踏ん張れる靴**を選ぶ

（2）**靴底に柔軟性**があり、かえりのよい靴を選ぶ

（3）靴をはいた時、**歩きたいという気持ち**にさせる靴をイメージ

【効果】歩行時の足の**「環境条件」を整える**（足裏の安定と安全性を最優先し歩行能力を改善）

3ヵ月で体調がみるみる良くなる!

現代人は足の指が浮き、つま先で踏ん張れない「浮き指」状態の人が多いのです。「免震ウォーキング」をするには、それを補助する必要があります。

まず、「カサハラ式テーピング法」(p85参照)を施したり、その代替品である歩行専用「3本指テーピング靴下」を履いたりして、足の横幅のアーチのゆるみを止めて「足裏のバランス」を整え、つま先で踏ん張れるようにします。

次に靴の中には、人工筋肉素材の「免震インソール」を入れて「かかとからの突き上げ」を吸収、無害化し、関節を守ることです。

この2つの「基礎工事」をすると、**わざわざ意識しなくても自然に「免震ウォーキング」が促されて**、歩行の質が高まります。

さらに、足裏の安定に比例した適正な「揺さぶり運動」(歩行時の微細な揺れ)により、身体のゆがみやバランスの崩れも少しずつ改善され、姿勢も良くなってきます。「足と体が安定」し、姿勢が良くなると、筋肉や関節、骨、神経などに加わる余分な「重力の負担」がなくなり、全身も効率的に動かすことができます。

足裏のバランスを整えて正しい歩行を促す カサハラ式テーピング

「伸びない包帯バンテージ」プラス「テーピング」で完成

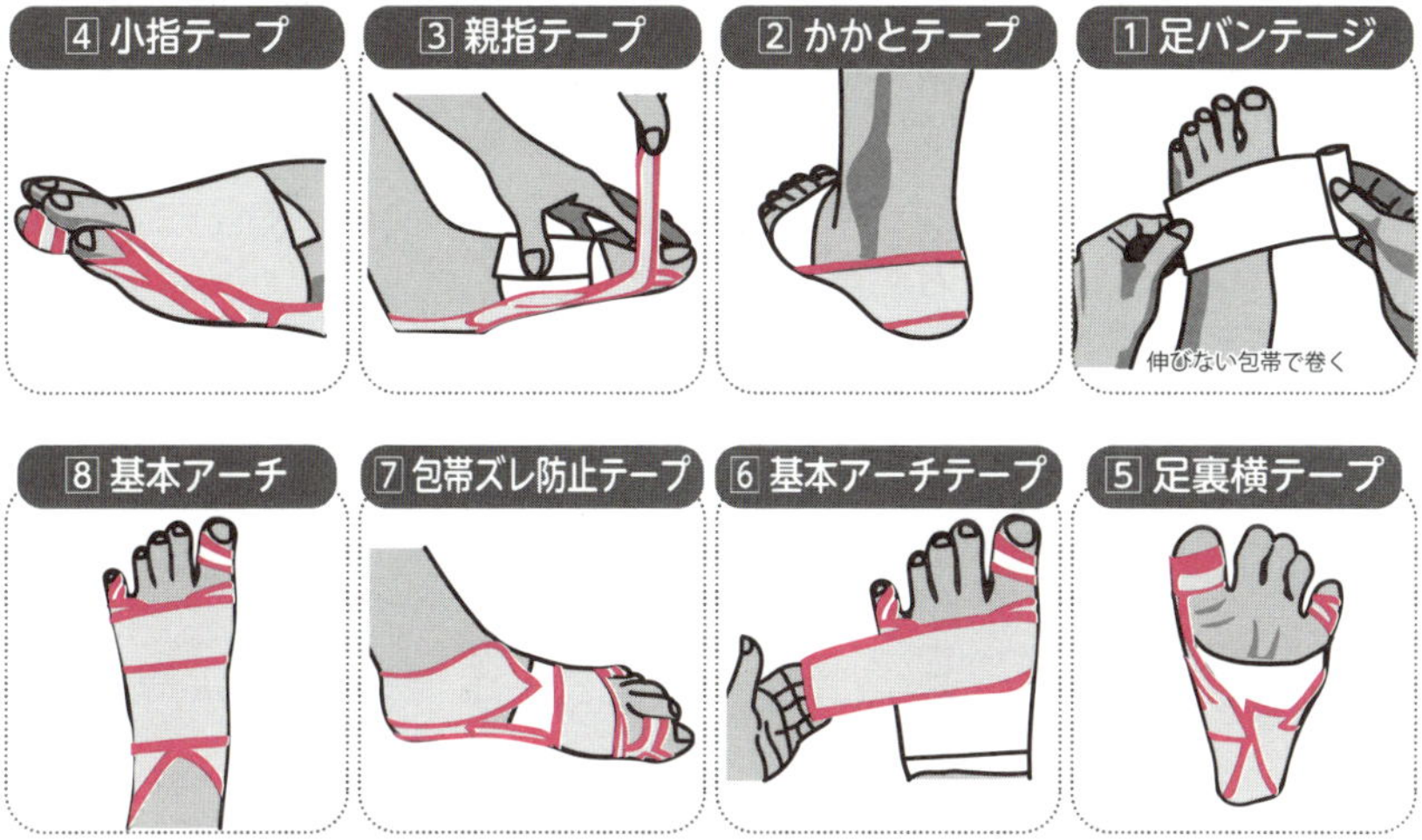

＊詳細は「40歳からの外反母趾は「足へバーデン」だった！」P48参照

テーピングの代わりにサポーターで対応

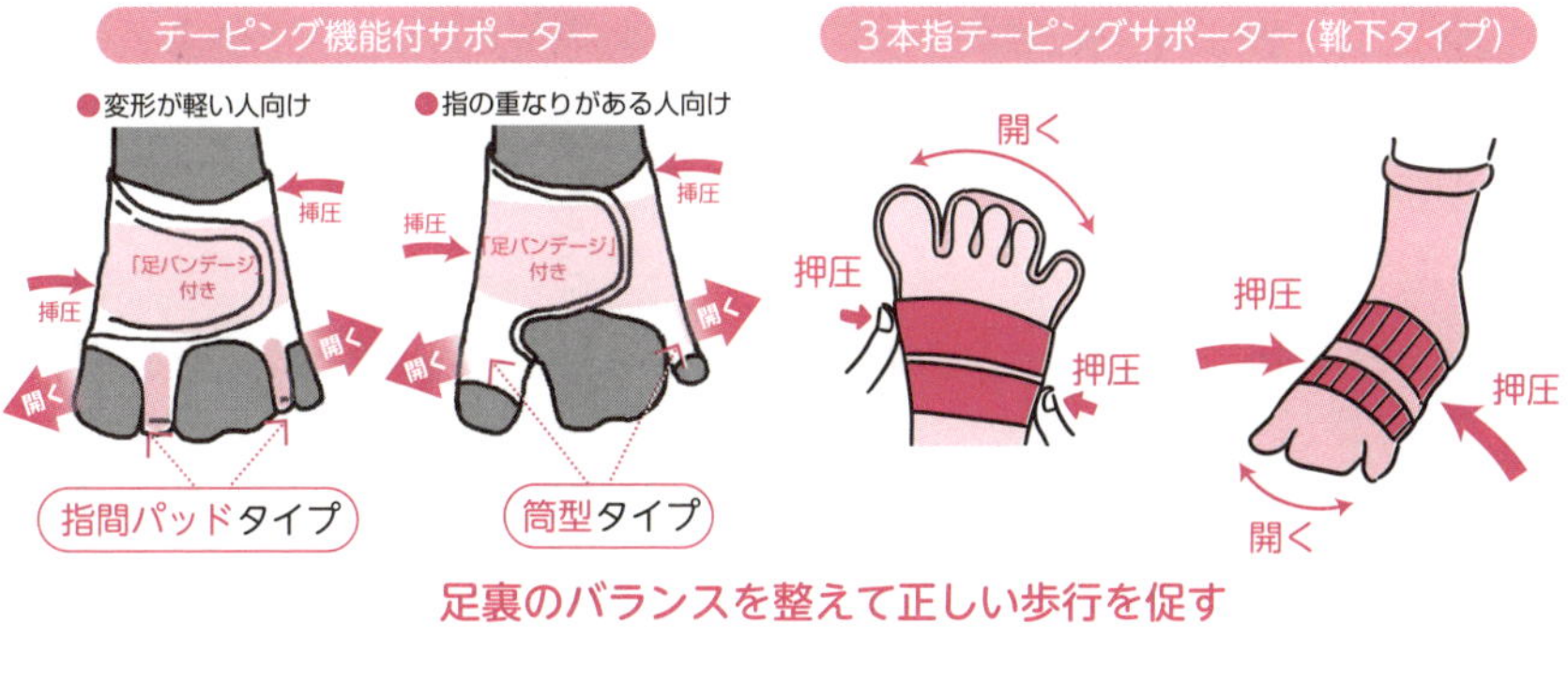

足裏のバランスを整えて正しい歩行を促す

その結果として、3ヵ月目くらいから疲れにくい体へと変わり始め、慢性痛や身体の不調もひとつずつ改善され、体力がついたことを、ほとんどの人が実感できるのです。これが、「10歳若く生きる秘訣」です。

人類に必要なことは、すべて「重力」を中心とする理論であり、その哲学を理解することなのです。

重力とのバランス医療「あしけん学」（足と健康との関係）を真実と感じたら見過ごすのではなく、自らの中に取り入れ行動にうつすことを望みます。

「重力とのバランス」が健康の要

地球上で暮らす人類は「重力」によって生かされているのを知ることです。

これまで、人間に最も重要な「重力の威力、その凄さ」が見落とされていました。「重力とのバランス」がすべての医療、未病、健康、予防の基本であり、優先されなければならないのです。

ですから、慢性痛や身体の不調に対しては、部分的に細かな「細胞レベル」で診るのではなく、全体的に「足裏から患部や全身を『重力とのバランス』で診て、そして整える」ことが不可欠だと、私は自らの治療経験から訴え続けているのです。

「カサハラ理論」の根幹である「重力とのバランス」とは何か、それは次の３つです。

①**構造学的バランス**＝縦×横×高さ×「安定機能」（骨格や姿勢を整える）

②**時間学的バランス**＝衝撃×ねじれ×「免震機能」（関節や神経を守る）

③**環境学的バランス**＝生活環境×「歩行機能」（筋肉と脳を発達させ、心の安定と共に環境の変化に順応する）

この「３つの重要な理論と哲学」を基礎とした「足と健康との関係」（あしけん学）を、伝統医療をはじめ、「ホリスティック医療」「代替医療」「統合医療」の中に加えなければ、この分野の発展や進歩はなくなり、ただ対症療法や癒し行為で止まってしまうか、または現状維持で終わってしまう可能性があるのです。

ですから、この「足と健康との関係（あしけん学）」を医療に取り入れるのです。我々現代人はまず、前記の「重力とのバランス」とは何かを正確に知ることが重要なのです。

あなたはどのくらい歩いたらいいのか？

「かかとから着地」という間違った歩き方に洗脳されている人は言うまでもなく、「外反母趾」、「浮き指」、「扁平足」、ひどい外反母趾である「足へバーデン」で足の指に力が入らず、足先が浮き、踏ん張れない人は、「ただ（一律に）歩けばよい」というものではありません。

ウォーキングでも歩行でも時間の経過と質量（重力の強弱）によって1日の合計歩数、その目安を考えなければならないのです。

①女性で足に異変がない正常な人

「踏ん張り力のある人」は、人間の土台全体を支える筋肉「足底筋群」が発達しているので体の重心も正常な位置にあり、気づかないうちに「免震ウォーキング」ができていて、身体も効率的に使うことができます。

このような「足に問題のない人」は**1日1〜2万歩、若い人では2万歩以上**歩いても問題なく、増々健康を維持するための体力がついていきます。

②女性で足に外反母趾、浮き指、扁平足などの異変がある人

これらの異変がある人は、「つま先」が浮き、その分「足の横幅」もゆるみ、踏ん張り力が衰え、足底筋群も弱く、足裏が不安定になっています。そのため、「前・後」「左・右」「上下」いずれかの「ゆがみ、バランスの崩れ」が発生しています。

そこへ、「かかと」からの突き上げ「過剰な衝撃波とねじれ波」という介達外力がゆがみ、バランスの崩れの大きい関節へ強く伝わり、これを日常生活の中で反復（繰り返す）することで限界を超えた時、原因のはっきりしない痛みや（骨の）すり減りによる変形、自律神経失調状態、生活習慣病などの症状が現れます。

この理由から、足裏に異変がある人は「免震ウォーキング」により1日の合計歩数６０００歩くらいを目安にし、常に自分の体力が限界を起こさないようにして、今の健康状態を維持することが望ましいのです。

６０００歩を早歩きするだけで充分に筋肉と脳が鍛えられるため、肉体と精神が活性化されて、心も安定してきます。その結果、自己をコントロールする力も高まります。

６０００歩以上は時間経過と質量を伴い、気づかないうちにすり減り・変形が蓄積されていきます。ですから、足に異変がない人と同じように1万歩歩いてはいけないのです。

③女性で「ひどい外反母趾＝足へバーデン」のある人

40歳以降で手の第1関節が太く変形する「へバーデン結節」があり、これが足に転移（または発症）したひどい外反母趾「足へバーデン」がある人は、すでに他の複数の関節にも変形性関節症を発症しているか、または慢性的な不調が潜在しています。この「足へバーデン」は一般的に言われている外反母趾とはまったく異なるもので、はっきりと区別しなければなりません。

あくまで、「足の指の付け根」に起こった「変形性中足趾節関節症」であり、また「全身性（全身に起こる）」あるいは「同時性」（複数の関節が同時に変形する）です。

さらに、**手より先に足やひざ・股関節・腰などから始まる場合も多くあり、これが見落とされています**。これは大切な情報であり、私は「カサハラ理論」として新しい「足と健康との関係（あしけん学）」のひとつであると唱えています。

慢性的に進行していく場合は痛みがあまりなく、自覚することはできないので多くの人が見落としています。

たとえ今、痛みはなくても、「へバーデン結節」が隠れている人は「かかとから着地する」という間違った歩き方をすることによって、知らず知らずのうちに複数の関節を変形、重症化させてしまうので、「免震ウォーキング」で1日合計4000歩くらいを目安にしなければなりません。ですから、「1日1万歩」歩くなどは避けるべきなのです。

足のさまざまな痛みで、足専門病院へ行く人たちの大半を占めているのが、この「足ヘバーデン」で、「免震ウォーキング」の知識が最も必要な人たちなのです。詳しくは4章で説明します。

④男性で足に異変がない正常な人

「男性で足に問題がないという人」は、1日の合計歩数をまず1万2000歩を目安にし、「健康に自信のある人」は2万歩を目指すことで筋肉と脳が鍛えられます。これにより肉体と精神が活性化され、心の安定と共に自己をコントロールする能力が高まり、パワハラやセクハラなどとは無関係で、穏やかで充実した日々を送ることができます。

⑤男性で「ヘバーデン結節」がある人

男性でも女性の患者さんの1割位の割合で、「ヘバーデン結節（変形性関節症（炎））の全身性（全身に起こる、転移する）」が隠れています。

男性の場合は、「手の第1関節」より先に、「足」「ひざ」「腰」から始まる場合が多いので見落とされがちですが、これも重要な「カサハラ理論」の新しい情報なのです。

「足の症状別ウォーキング」のポイント

①女性で足に異変がない人

1日1万～2万歩

＊若い人は２万歩以上でも大丈夫

②女性で足に「外反母趾」や「浮き指」など異変がある人

1日6千歩が目安

③女性でひどい外反母趾「足へバーデン」にある人

1日4千歩程度

④男性で足に異変がない正常な人

1日1万2千歩

＊健康に自信のある人は２万歩を目指す

⑤男性で「へバーデン結節」のある人

1日8千歩程度

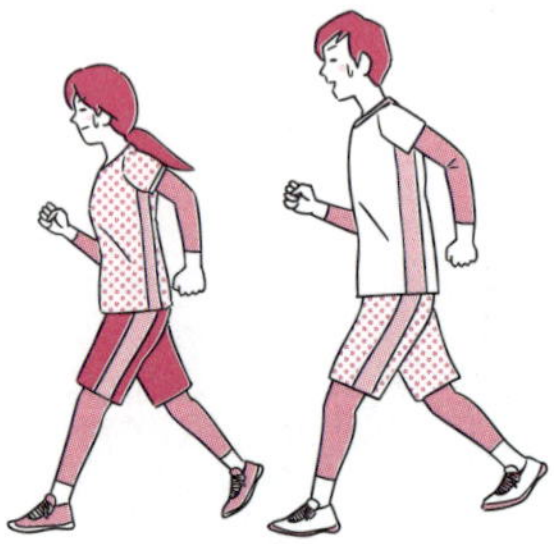

「男性でヘバーデン結節がある人」は、「免震ウォーキング」で1日合計歩数８０００歩が目安になります。また、すでに「変形性関節症（炎）」を起こしている場合は一日４０００歩が目安となります。

これ以外に、「変形性膝関節症（炎）」と診断され、痛みや腫れなどの症状が著しい炎症期（急性期）の場合は、長時間の歩行やウォーキングは控えなければなりません。

いずれの場合でも踏ん張り力が衰えている現代人は、「足の横幅を締め指を広げる」歩行専用の「３本指テーピング靴下」と「免震インソール」で足裏の基礎工事をし、「免震ウォーキング」を助ける必要があるということを覚えておいてください。

歩き方に迷っている女性が増えている

最近、歩き方に迷っている女性が増えています。なぜ、歩き方に迷うのか？　そもそも人間に備わっている当たり前な機能である歩行になぜ、迷うのか？

このような女性たちの足を調べると、そのほとんどは足裏の異変「外反母趾」「浮き指」「扁平足」に伴い、「足の横幅」がゆるんでいて足裏が不安定になっています。

40歳以降ではひどい外反母趾である「足へバーデン」があり、足裏が不安定になっています。

いずれも「足裏の不安定」に比例して、体の重心も不安定になり、身体にゆがみやバランスの崩れが発生してしまいます。

安全なバランスを保つことができず、どこで「重心」を取れば良いのか迷い、その迷いが「歩き方の迷い」になっているのです。

それは、転倒の危険性を本能的に感じ取っているため、歩き方に迷うのです。

さらに原因のハッキリしない痛みや自律神経失調、身体の不調も起こすことを本能的に知っているので迷ってしまいます。

「歩き方に迷う女性が多い」のはなぜか？——その答えは人間の土台「足裏」の異変（不安定）が原因だったのです。

「どう歩いたらよいのかわからなくなった」と訴える女性で、40歳以降ならひどい外反母趾である「足へバーデン」のある場合がほとんどです。

「足へバーデン」のある女性は、「足のさまざまな痛み」以外にもすでにひざ、股関節、腰部、背部、頸部にも慢性痛を併発しています。

たとえ、今は痛みがないという女性であっても、日常生活の中で「悪い足による悪い歩き方」で、すでに90％の変形が蓄積されています。ここに「かかとから着地する歩き方」に変えてしまったり、またいつもより長めに歩いたり、ウォーキングを始めたことがきっかけになり、残

足の異常タイプ

①外反母趾

ねじれ歩行で体がゆがむ

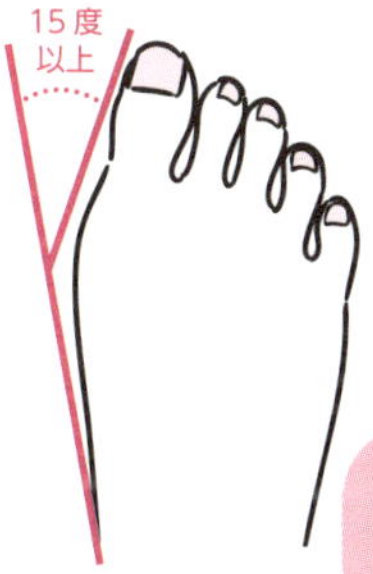

足の親指が小指側に 15 度以上曲がっている

②浮き指

足指が使えず悪い姿勢に

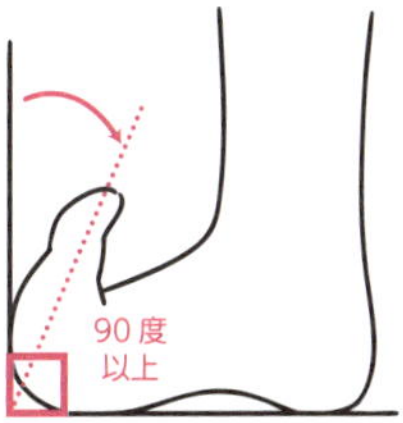

手で押すと足の親指が90 度以上反る

③扁平足

疲れやすく、過食傾向になり、
小太りの寸胴体型に

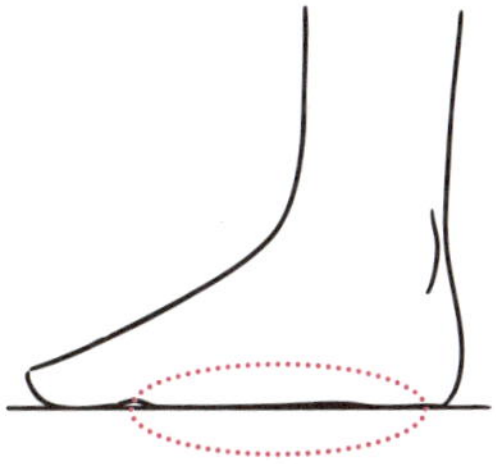

立って体重が乗るとアーチが落ちている

④足ヘバーデン

40 歳以降のひどい外反母趾

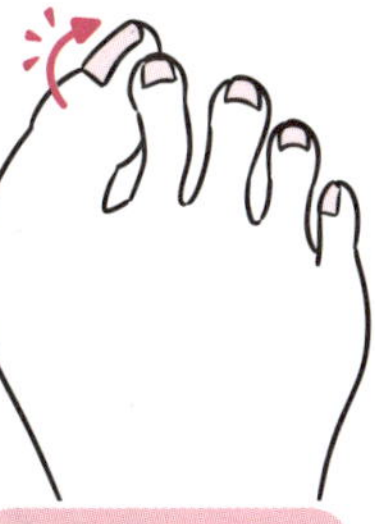

親指がねじれて爪が外側を向く

りの10％の負担（負荷重）となって、痛みや変形が起こり、時間経過と質量を伴い悪化してしまうのです。

「外反母趾」「浮き指」「扁平足」ひどい外反母趾「足へバーデン」に伴う「かかとから着地する歩き方」でさまざまな痛みや変形、自律神経失調、身体の不調が起こることを本能的に知っているので歩き方に迷うのです。

また、ひざを伸ばしきった状態「反張ひざ」で「かかとから着地」する歩き方、これが最も悪い歩き方です。

ただでさえ、かかと重心なのにさらに「かかとから着地」する、しかも「ひざを伸ばしきって歩く」とわざわざ読者の関心をあおり立てていることが大間違いなのです。

この間違った情報がもっともらしく正しいかのように伝えられ、運動器系や自律神経系、代謝系の不調に悩む人が増えてしまいました。

ですから、「かかとから着地」を妄信している人、またそれを教えている指導者自身の中にでさえ、すでに複数の関節に慢性痛があり、自律神経失調、うつ状態、生活習慣病に悩んでいる人が多くいます。

「かかとから着地する」に洗脳されている人が多すぎます。だからこそ「歩き方に迷う」のです。

どう歩いたらよいのかわからなくなったり、歩き方に迷ったりしたら、**「免震ウォーキング」**

を心掛け、それを補助するための歩行専用**「3本指テーピング靴下」**と人工筋肉素材の**「免震インソール」**を使用して、「重力とのバランス」を保つことが大切です。

足裏のセンサーが発達すると、生命エネルギーが満ちる

足裏には身体を安全に導くためのセンサーが備わっています。「足指」に力を入れ、「つま先」で踏ん張り、足裏全体で「受け身着地」する「免震ウォーキング」に変えると、**足裏のセンサー（メカノレセプター）**が発揮され、**身体と脳を活性化させます。**

足裏のセンサー、つまり「メカノレセプター」（感覚受容器）は、足裏の刺激や危険性をまず脳に伝え、次に脳からの指令を全身に伝え、身体を安全に保つ「3つの機能」のことです。

「3つの機能」とは

①安定機能（骨格や姿勢を整える機能）……足裏から全身の骨格や姿勢のゆがみ、バランスの崩れを、「重力とのバランス」で整え、身体を安定させて一定に保つ働き

②免震機能（関節や神経を守る機能）……歩行時に発生する、「かかと」からの「過剰な衝撃波とねじれ波」という有害な介達外力を、吸収、無害化することで関節の変形や老化、破壊を防ぐ働き

カサハラ式足裏センサー「メカノレセプター」は「つま先」に集中している

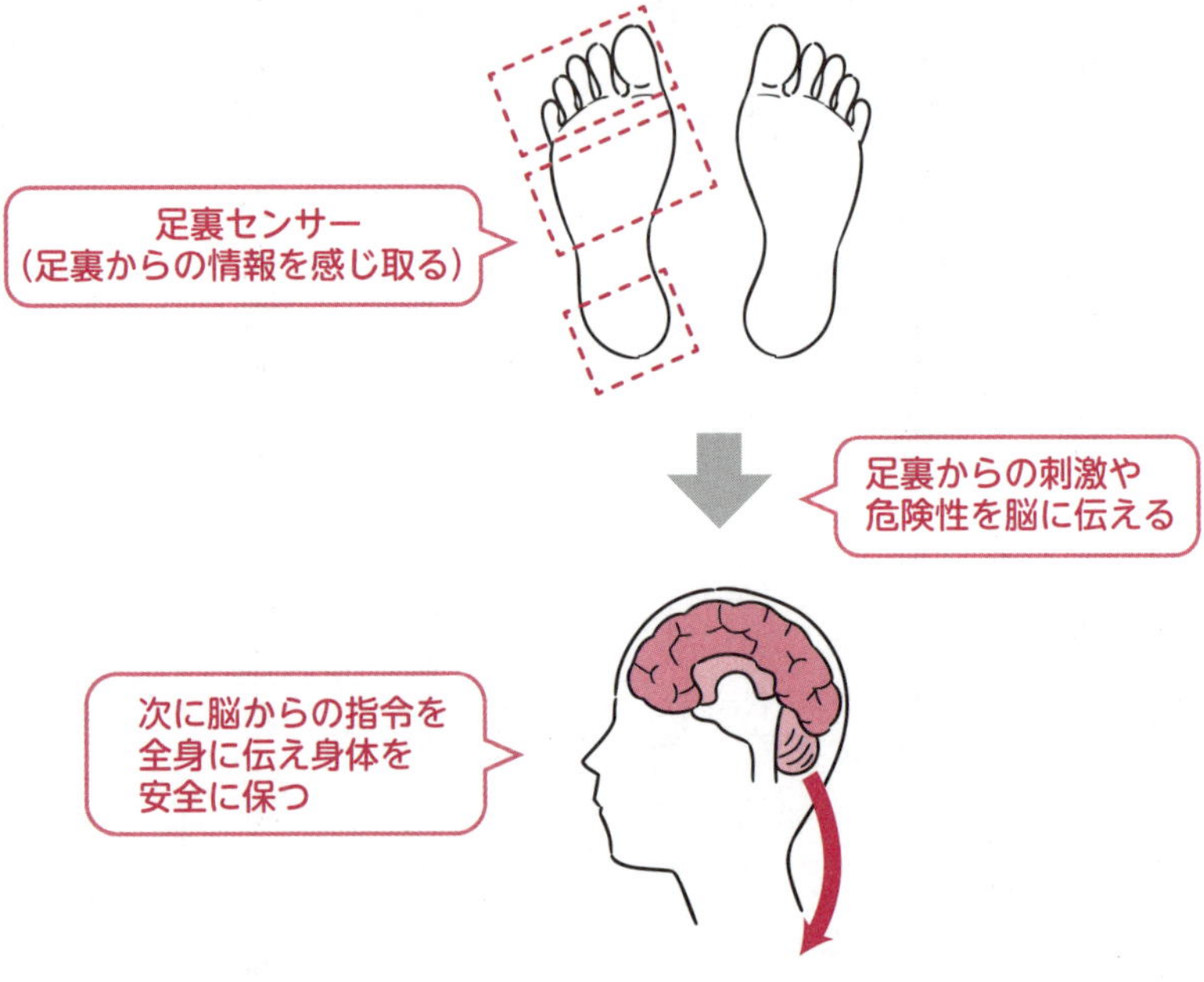
足裏センサー
（足裏からの情報を感じ取る）
足裏からの刺激や
危険性を脳に伝える
次に脳からの指令を
全身に伝え身体を
安全に保つ

メカノレセプターが集中しているところ

①一番集中している箇所

足指

②二番目に集中しているところ

指の付け根から土踏まず

③三番目に集中しているところ

かかと

③運動機能（環境の変化に順応し、生命を安全に導く機能）……「足先で踏ん張る受け身着地」であらゆる環境の変化に対応し、歩行能力、運動能力で、筋肉と脳を活性化させ、心の安定と共に自己をコントロールし、環境の変化に順応することで生命を安全に導く働き

足裏のセンサーはこんなに重要な役割をしているのですが、「ひざを伸ばしきってかかとから着地」すると、この「３つの機能」が正常に働かず、低下してしまいます。

「３つの機能低下」とは次のようになります。

①**「足裏の不安定」に比例して、体にゆがみやバランスの崩れが発生**し、姿勢も悪くなる。

②**ゆがみやバランスの崩れのある関節に、「かかと」からの突き上げ（過剰な衝撃波とねじれ波）という有害な介達外力が強く伝わり、すり減り、変形、老化が蓄積**されていく。

③これが**日常生活の中で反復**され、限界を超えたとき、原因のはっきりしない慢性痛や自律神経の不調、生活習慣病が発症する。

これが本来あるべき伝統医療や民間療法の基礎理論（あしけん学）なのです。

このように、「かかとから着地する歩き方」が

①負傷の瞬間を特定できない運動器系の障害**「ロコモティブシンドローム」**

「足と健康との関係」 3つの機能

① 安定 機能

足裏から全身の骨格や姿勢を整える機能

家が傾いたら土台から正すという考えが自然と起こるように、人間の体も土台となる「足裏」から全身のバランスを整えるという考えが必要です。足裏のバランスが整うと、自然に骨格や姿勢が整います。

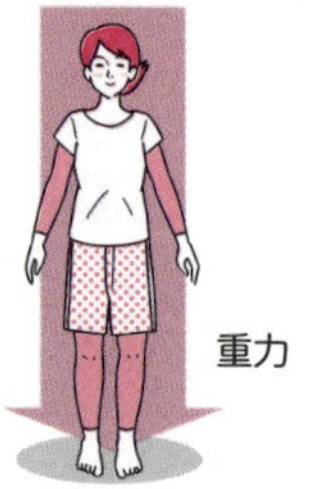

② 免震 機能

歩行時の突き上げを吸収無害化し、関節を守る

地震の揺れは建物を壊します。人間は足裏が不安定だと、歩く時の突き上げで地震のように縦揺れと横揺れが体の上部に繰り返し伝わります。1回の突き上げが小さくても、時間経過と共に損傷度が増加します。足裏のバランスが整うと、地面からの過剰な突き上げ(介達外力)を吸収無害化して、関節や体を守ります。

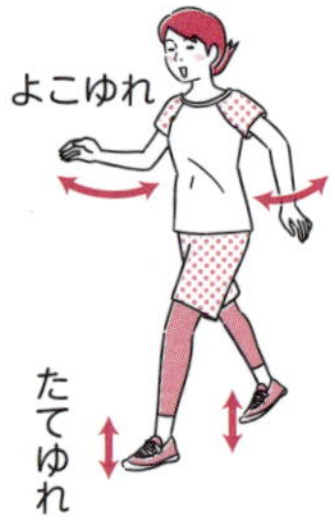

③ 運動 機能

歩くなどの運動能力でさまざまな環境に対し、安全に動ける

足裏のバランスを整えると、自然と正しい歩行が促され、姿勢もよくなります。関節や筋肉などに余分な負担がかからなくなり、歩行能力、運動能力とともに精神力も高まり、疲れにくい体へと変わっていきます。

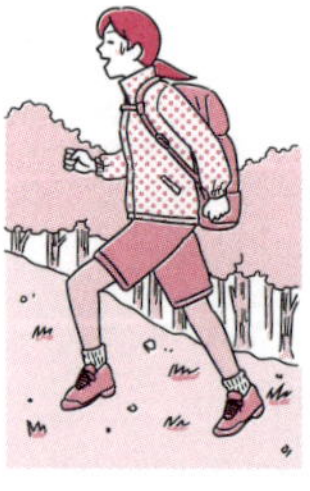

②原因のはっきりしない自律神経系の障害「**自律神経系ニューロパチー**」
③発症に気づきにくい代謝系の障害（生活習慣病）「**メタボリックシンドローム**」
などの隠れた原因になっています。

これらのことからもわかるように、「免震ウォーキング」に変えることで、**筋肉と脳が鍛えられ、肉体と精神が活性化**されます。さらに、**心の安定**や**生命の安全**と共に、**生命エネルギーが満たされ、発展、進化**も促されます。

逆に、「かかとからの着地」はさまざまな慢性痛や自律神経の不調、生活習慣病と共に脳の働きも低下し、環境の変化にも適応できず、退化、滅亡が促されてしまいます。

足裏のセンサーである「**メカノレセプター**」は、「**つま先**」**に集中している**ので、「免震ウォーキング」に変えると体力と共に脳が活性化され、自然に**創造力**が増し、新しい目標やアイデアが浮かんできて、それに挑戦したくなったりします。

また、**社会に何か役立ちたいという思いが湧いて**きて、それを行動に移すことができるようになります。この現象は生命エネルギーに満たされ、脳が冴え渡り、じっとしていられなくなった、ということです。

体力と共に生命エネルギーで満たされると、初めて他の人に関心や気配り、愛情を注げるようになり、自分の言動や行動にも価値観や責任が持て、**幸福な人生**を実感できると思います。

「免震ウォーキング」は「未病」を改善するための有効な手段

私の接骨院のある神奈川県では平成26年1月8日に、次のような「未病を治すかながわ宣言」を発表しています。

未病とは「心身の状態を健康と病気の二分論の概念で捉えるのではなく、健康と病気の間を連続的に変化するものとして捉え、この全ての変化の過程を表す概念」と定義づけ、日本をはじめ世界に向けて普及活動を行っています。

また、東洋医学では約２０００年前の中国後漢時代の医学書「黄帝内経《こうていだいけい》」にも「未病の時期に治すのが聖人（名医）」という記述が確認されています。

日本でも江戸時代に記された「貝原益軒《かいばらえきけん》」の著書（養生訓《ようじょうくん》）、今でいう健康雑誌にも「病が未だ起きていない状態（未病）での養生が必要だが、そのまま放置しておけば大病（本病）になる」と記されています。

さらに私が主催する「過労性構造体医学研究会」（重力とのバランス医療）では、この理論を裏付けとする「未病学」を提唱して、未病とは「緊急性はなく、当分様子を見ても問題がないとされている状態」という定義を付け加えています。

そして「未病学」では、本病の概念を次の３つに集約しています。

①運動器症候群（運動器系の障害）「ロコモティブシンドローム」

②自律神経症候群（自律神経の誤作動）「自律神経系ニューロパチー」（抹消神経障害は除く）

③内臓脂肪症候群（肥満に伴う症状）「メタボリックシンドローム」

本病の前段階となる「未病状態」の概念を次のように集約しています。

「一時的に痛みや自律神経失調、身体の不調が起こったり、治ったり、また数値が悪化したり正常に戻ったりを、短い人は1ヵ月未満から、長い人では3～6ヵ月以上に渡り、それぞれ健康と未病状態を繰り返す。この一連の変化の過程における状態を『未病』または『未病状態』と呼ぶ」

そして「未病状態」を判断するために、次のように集約しています。

①常に「足裏」から患部や全身を「重力とのバランス」で（ゆがみ、バランスの崩れ）を読み取り、

②「時間経過」と「質量」に伴う、「かかとからの突き上げ（過剰な衝撃波とねじれ波）」という有害な介達外力による「すり減り」「変形」の蓄積を読みとり、

③日常生活の中で、どのくらいの期間反復（繰り返し）され未病状態が発生したかを念頭に、全体的な判断または診断をしていきます。

足から未病状態を改善する方法として、次の3つを提唱しています。

①「足裏から」患部や全身を**「重力とのバランス」で整え、姿勢を改善する**

②足裏の免震対策と**足裏から患部や全身の血行促進**を図り、回復時間を早める

③患部に対しては**「重力」の負担度（破壊度）より安静度（治癒力）が上回る90％の固定**（補強、サポート）を施すことで患部の環境条件を整え自己治癒力を発揮させる

これにより、自然治癒力が最大限に発揮されます。この改善させるための理論の裏付けが**「足《あし》健《けん》療法」**であり、その中にある一連の施術の流れが「フットケア整体」なのです。

真の医療とは自然治癒力を発揮させること

未病や慢性痛に対しては、部分的（ミクロ的）、細胞レベルで診るのではなく、全体的（トータル的）に診る時代なのです。全体的（トータル的）に、足裏から患部や全身を「重力とのバランス」で診て、そして整えることによって自然治癒力を最大限に発揮させ、**恒常性とともに免疫力も高めていく健康法です。**

ここであげておきたいのは「医学の祖」と言われたヒポクラテスの言葉で、これが「あしけん学」の原点になっています。

古代ギリシャ時代、今から約２５００年前の哲学者であり「医学の祖」と呼ばれたヒポクラテスの言葉の中に有名な言葉があります。

「医術者であると同時に哲学者であれ」
「哲学の中に医術を、医術の中に哲学を織り込まなければならない」

つまり、医学と哲学は同じものであるとヒポクラテスは説いているのです。また、治療においてもヒポクラテスは次のように言っています。

「人間は自ら治す力を持っている。真の医療とは**自然治癒力**を発揮させることであり、医術者は**この自然治癒力が充分発揮される環境条件**を整えるだけである」

これこそ、「過労性構造体医学」（重力とのバランス医療）であり、「あしけん学」と「未病学」の基礎理論なのです。

この考え方から、歩行においても「地球の重力」と「人間の体の構造」に反する「かかとから着地する」は間違いであり、今すぐ自然治癒力を促すために「免震ウォーキング」に変えるべきなのです。

このようなことを踏まえて、私は「足から未病改善」を目的とした「足健療法（フットケア整体）」を推奨し、ウォーキング時には「免震ウォーキング」を促すことで慢性痛や体調不良の防止と改善につながると考えています。

第3章

足裏のバランスが全てを決める

正しいウォーキングを促す「免震ウォーキング」とは？

「正しい歩行」は意識するだけでそう簡単にできるものではありません。

現代人の足は「指」が浮いた「浮き指」状態で、大なり小なり変形や左右差も伴っています。その分だけ「横幅」がゆるみ、足裏の横アーチが消失して、足裏が不安定になっています。

ですから、日々の歩行やウォーキングの前に、**「足の横幅」のゆるみを適度に締め、「足裏のバランス」を整えておく**必要があります。なぜなら**「足裏のバランス」を整えると、無意識のうちに自然と正しい歩行が促される**からです。正しい歩行のためには、これを理解することが重要です。

「足裏のバランス」を整えるテーピング法は、私が治療経験の中で考案したもので50年の実績があります。その間、**1日300人前後の患者さんを20年間診てきた**という時期があり、これは言葉では言い表せないくらいの真剣勝負でした。

37年前には、裸足で歩く国7ヵ国を5年かけて年1、2回の割合で、「足と健康との関係」を現地調査し、日本をはじめアメリカ、ヨーロッパなどの先進国の人達と発展途上国の人達との「足を比較」した結果、「足裏のバランス」の必要性を確信し、「カサハラ式テーピング法」として多くの著書やホームページなどで公開してきました。

このテーピング法は「どんな足の痛み」に対しても最適な保存療法であり、さまざまな慢性痛や自律神経失調症、体の不調に対し、足から患部や全身を「重力とのバランス」から診て、そして整えるという根本療法なのです。

建築のメカニズムから説明すると、家が傾いたらまず土台（基礎）を診て、そして土台である基礎から整えていくという考えも同じです。

足裏のバランスを整える「カサハラ式テーピング法」

私には「カサハラ式テーピング法」を提唱して以来、50年に及ぶ実績があります。そのメカニズムを簡単に説明すると、**足の指全体を「親指」と「小指」そして残りの「3本の指」に分け、**どの指にも力が入るようにし、さらに**「足の横幅」を適度に締めて「横アーチを再生」**させます。そうすることで、崩れている「足裏のバランス」を整えるという考えです。

現代人に激増している「外反母趾」「浮き指」「扁平足」、ひどい外反母趾である「足ヘバーデン」などはいずれも「足指」が浮いていて、踏ん張った時に「横幅」が広がり過ぎて不安定になり、上手く歩くことができません。

足裏から全身を「重力とのバランス」で整え、安定させることが必要です。まずはじめに、「足裏の不安定」がどのように発生するのかを「テコの原理」で説明します。

足裏のバランスが崩れるメカニズム

①歩く時、親指が小指側に押されて曲がる力が「力点」になり、足の指に力が入らない

②さらに、親指の付け根（母趾球部）が「支点」になり、「足の横幅」（横アーチ（中足指節関節《ちゅうそくしせつかん》））が広がりゆるんでしまう

③足を蹴り出す際に、小指とかかとの中間にある第5中足骨基底部や外くるぶし周辺に力が逃げる「作用点」になって、「縦アーチ」（土踏まず）が落ちて扁平足傾向になり、足裏が不安定になり、踏ん張る力も衰え、足裏のバランスが崩れる

足裏のバランスを整えて自然と正しい歩行を促す カサハラ式「足裏バランステーピング法」(足バンデージ付)

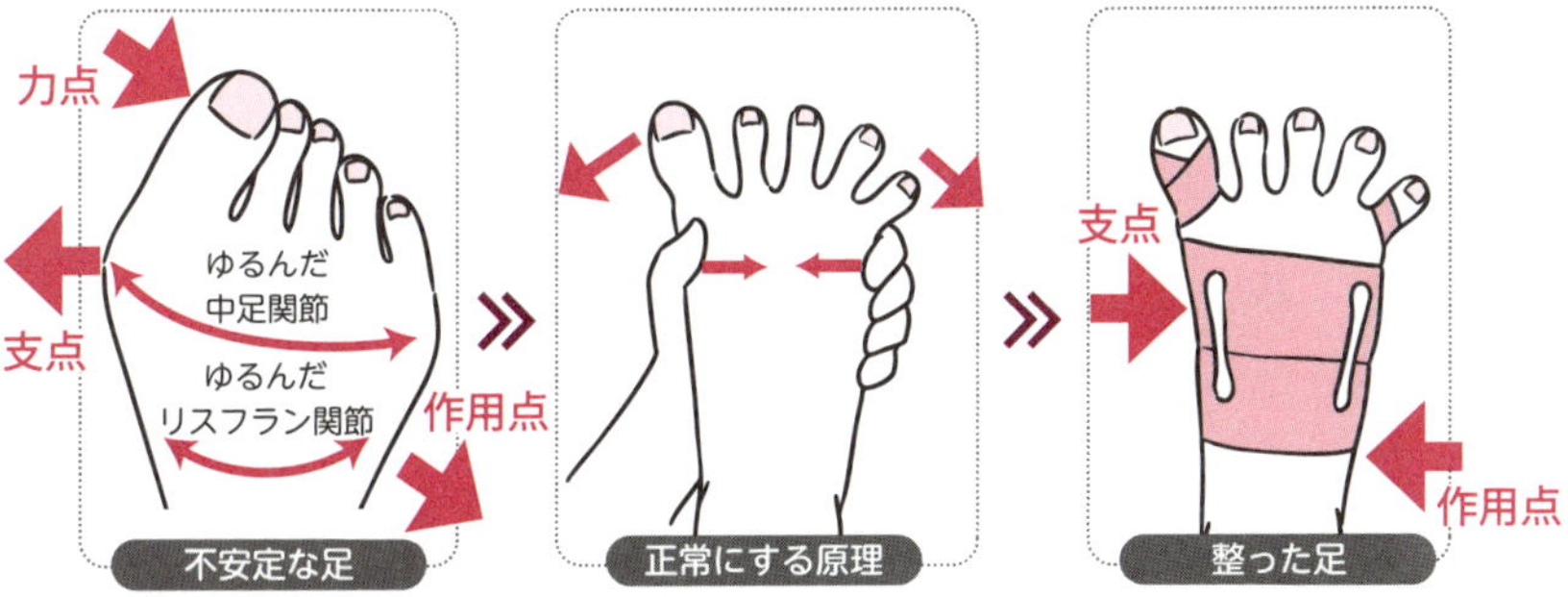

外反母趾・浮き指・扁平足・足ヘバーデンなどの不安定な足

支点と作用点を押してバランスを整える

テーピングや3本指テーピングサポーターで整った足

足バンデージ（伸びない包帯）を足の甲に巻く

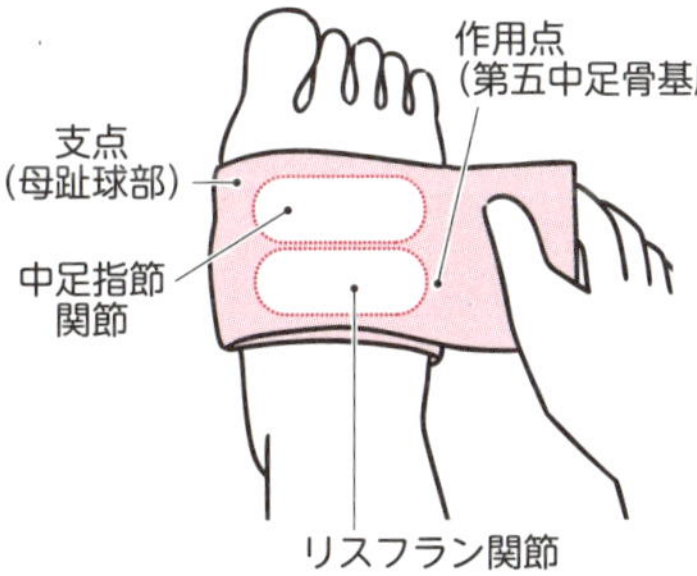

立った時に足の横幅が広がるのを防ぐ！

どんな足の痛みも「90%の固定」で改善。その場から痛みがなくなり、普通に歩けてその日から治り始める。

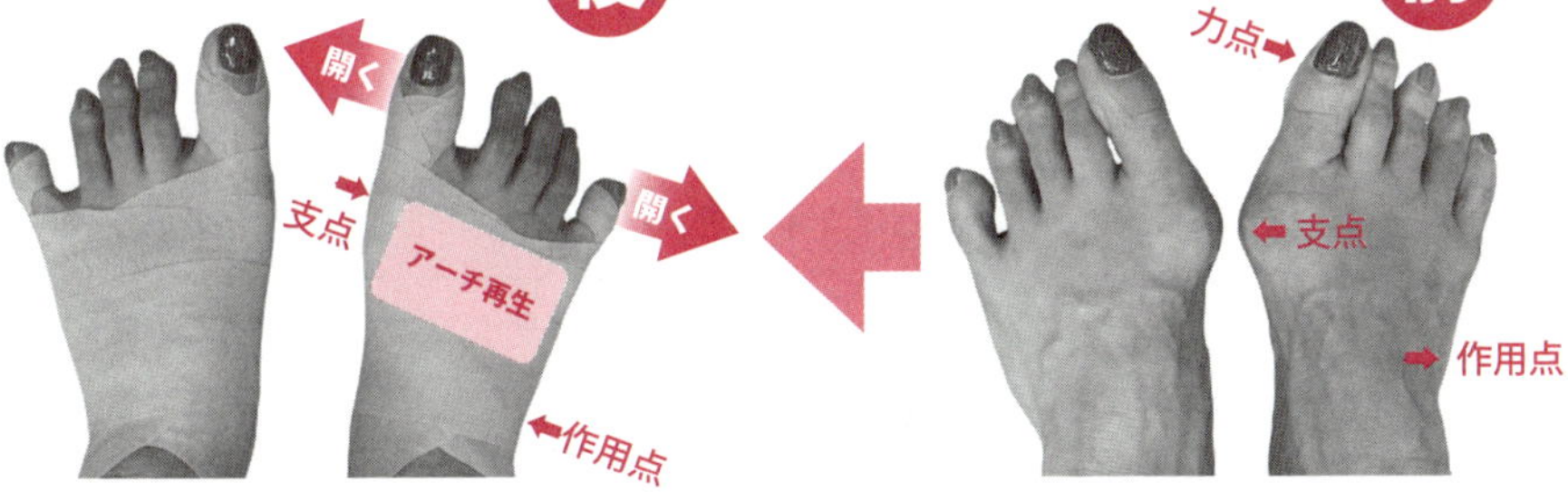

支点と作用点を押すと足裏のアーチが再生され、指が開いて踏ん張れる

踏ん張れない足は親指が力点となり押され、支点、作用点に力が逃げて足裏がゆがむ

「安定した足裏」で肥満も姿勢の悪さも改善する！

踏ん張れない「不安定な足裏」を「安定した足裏」（踏ん張れる足）に変えるテーピング法はテコの原理に基づいています。

「カサハラ式テーピング法」の特徴は体重が乗った時、「足の横幅」を整える「横アーチ」（中《ちゅう》足指節関節《そくしせつかんせつ》）と、その少し上にある「縦アーチ」（足根中足関節《そっこんちゅうそくかんせつ》／リスフラン関節）が広がったり、下がったりするのを防ぐため、テーピングの前に「伸びない綿包帯」をそれぞれの関節に各3回ずつ弱めに巻き、立った時に支え感や補強感があるようにします。

「人間の骨格が崩れる（ゆがんだり、バランスが崩れたり）、また姿勢が悪くなる本当の原因は、**「足の横幅の広がり過ぎ、ゆるみ過ぎ」**とその**「左右差」**から始まっているといっても過言ではないということです。

伸縮性のあるテーピングだけでは体重を支えたり、補強したりすることはできないので、「重力と調和」を保つことはできないのです。当然、「外反母趾」「浮き指」「扁平足」「ひどい外反母趾：足へバーデン」を改善に導くことはできません。

「足の横幅の広がり過ぎ、ゆるみ過ぎ」を防ぐには、足指の付け根にある「横アーチ（中足指

節関節）」と、その甲側上部にある「縦アーチ（足根中足関節／リスフラン関節）」を「伸びない綿包帯」で先に巻き、その上からテーピング矯正することで、足裏の（前・後×左・右×上・下）のバランスが整ってきます。これに比例して、足底筋群が鍛えられて踏ん張り力が付き、自然と正しい歩行が促され、その結果として姿勢もよくなってきます。

注意点として、「綿包帯」の代わりにいきなり伸縮性のないテープを巻くと、甲部分の皮膚のダメージが大きすぎて危険です。テープをはがすとき皮膚まではがれてしまうことが多くあるので注意しましょう。安全で効果があるのは、先に綿包帯を巻き、その上からテーピングで型を整えることです。

人間の身体は「足裏の不安定」に比例して、身体のゆがみ、バランスの崩れ、悪い姿勢、猫背、側湾、スタイルの崩れ、下半身太りなど、そのほとんどの原因が「足の横幅」の広がり過ぎ、ゆるみ過ぎに伴う「重心のかかと移動」から始まっています。

足裏のバランスを整える力学的メカニズムとは？

「カサハラ式テーピング法」を力学的メカニズムで説明します。

【テーピング法】（P85、P111参照）

①「力点」となる親指と、小指からの圧迫を解除するため、まず最初に「伸びない約5センチ幅の綿包帯」で**「支点」となる「横アーチ」**（中足指節関節）と、**「作用点」となる「縦アーチ」**（足根関節（リスフラン関節））を弱めに巻く。その上から、「かかとテープ」、「親指テープ」と「小指テープ」で指間を広げる。

②「支点」となる親指の付け根（母趾球部）にある「横アーチ」（中足指節関節）の広がり過ぎ、ゆるみ過ぎを防ぐため、**「富士山形の横テープ」**で補強し、**「横アーチ」を再成**させて指が前に出るようにする。

③「作用点」となる「第5中足骨《ちゅうそくこつ》基底《きてい》部《ぶ》」や外くるぶし方向に逃げる力を、基本テープで補強し、縦アーチを再成させる。この時、左甲部分にある「リスフラン関節」（第1足根《そっこん》中《ちゅう》足関節《そくかんせつ》）の亜脱臼を整えると、さらに**「縦アーチ」が安定**し、左右の足裏のバランスが整ってくる。

踏ん張る力の衰えた現代人が歩行するにはどんな場合であっても、まず最初に人間の土台「足裏」を安定させる**「カサハラ式テーピング」**やテーピング機能が備わった代替品の**「3本指テーピング靴下」**や**「専用サポーター」**で、足裏から全身を「重力とのバランス」で整えてから歩きましょう。

これに、人工筋肉素材の「**免震インソール**」を靴底に入れることを**「免震ウォーキング」を助けるための「基礎工事」と呼んで、踏ん張り力の衰えた現代人のためにこの状態で歩くことを勧めています。**

正しい歩行は1日ではマスターできず、意識するだけでもできません。「免震ウォーキング」を助ける「基礎工事」をしてから歩行やウォーキングをすることで、その瞬間から安全に「足底筋群」が鍛えられ、同時に筋肉と脳、精神も鍛えられるのです。

３ヵ月を目安にすると、意識しなくても自然に人間本来の「免震ウォーキング」ができるようになります。

まず最初に疲れにくくなったことが感じられてきて、次第に体力が付いてきたことを実感することができ気分もよくなってきます。

テーピングの代わりに、もっと簡単に自分で対応！
専用サポーターとの併用法【横幅を固定】

足バンデージ付きテーピング法を１００％とした場合、この専用テーピング靴下や専用サポーターだけでも７０％くらいの〝基礎工事〟が可能。さらに、専用「足サポーター」と「３本指テーピング靴下」との併用法は、包帯固定「足バンデージ」の代わりとして、足の横幅の広がりによる体のゆがみを防ぐ。専用サポーターには指先部分が「筒型タイプ」と「指間パッドタイプ」があり、変形が軽度の場合は「指間パッドタイプ」、変形が進んで指の重なりがある場合は「筒型タイプ」が適合。また、家にいる時は「３本指テーピング靴下」と「専用足サポーター」との併用が便利。加えて、地面からの過剰な衝撃（地震の縦揺れ）とねじれ（地震の横揺れ）を吸収無害化させる人工筋肉素材の「免震インソール」を靴の中に敷くことも大切。

靴を履く時は３本指テーピング靴下と免震インソールで〝基礎工事〟

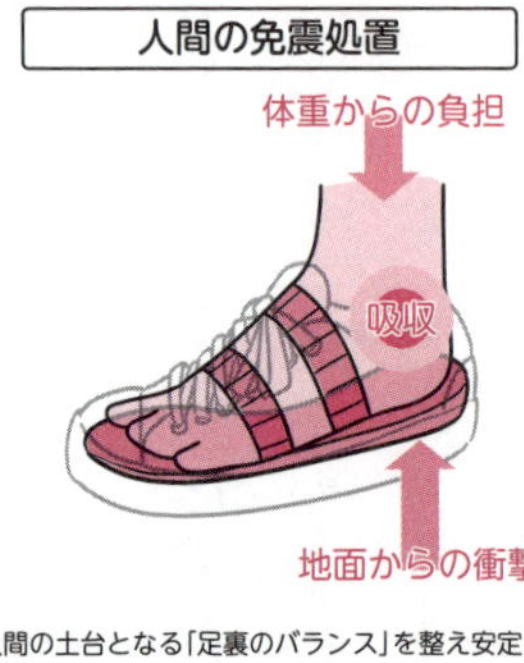

人間の土台となる「足裏のバランス」を整え安定させ、
その上で免震処置となる「免震インソール」を入れてから

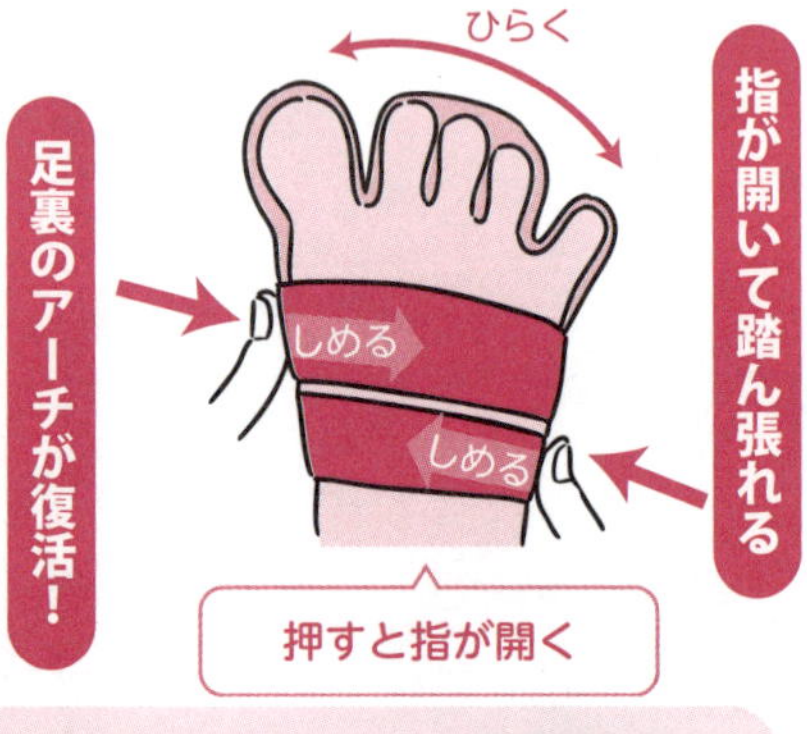

家にいる時は３本指テーピング靴下と専用サポーターとの併用法

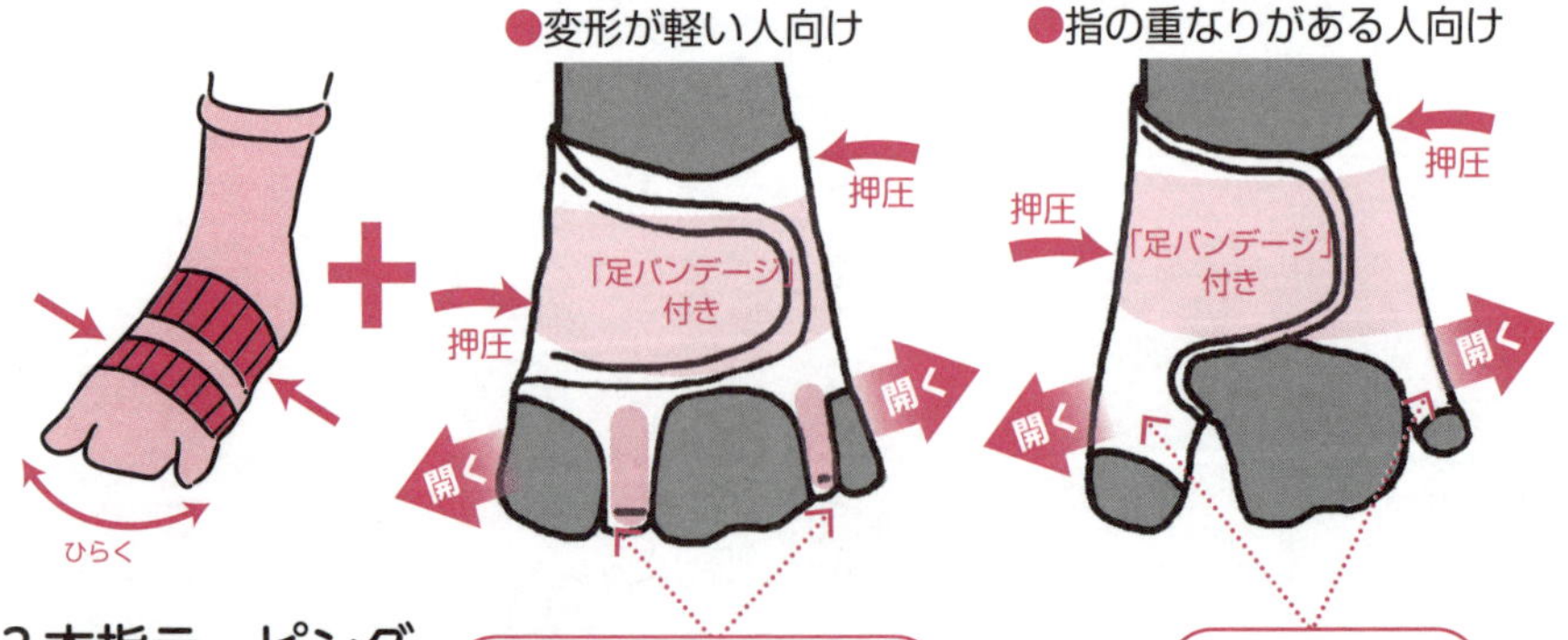

３本指テーピングサポーター

指間パッドタイプ

筒型タイプ

「３本指テーピング靴下」で「免震ウォーキング」を促す

「免震ウォーキング」を簡単に行うには、歩行専用「３本指テーピング靴下」を使い、自分で歩行矯正をするという考えが必要です。テーピングが難しい、時間がない、面倒だという人のために、テーピングの機能が編み込まれている「３本指テーピング靴下」を使用することで簡単に足裏のバランスの崩れを整えることができます。

その効果は、「カサハラ式テーピング法」を１００％とした場合、「３本指テーピング靴下」は70％くらいと考えています。３本指テーピング靴下で足裏のバランスを整えると、「足指」に力が入り「つま先」で踏ん張れるようになり、３カ月くらいで足裏全体を使った「受け身着地」ができるようになってきます。

かかとに片寄っていた「重心」も正常に戻ってきます。さらに、「３本指テーピング靴下」は、靴の中で足や靴下が横滑りするのを防ぐことができるので、「ねじれ歩行」も防ぐことができます。「免震ウォーキング」（正しい歩行）ができるようになると、体のゆがみやズレも整い、姿勢も良くなっていきます。

「姿勢が良くなる」ということは、余分な重力の負担がかからなくなるため「疲れにくい体」

に変わり、体力がついてきたことを実感できます。

ほとんどの人が「3本指テーピング靴下」を3ヵ月くらい履き続けることで体が楽になったと感じています。

継続して着用していると、今まで使用してきた靴下では靴の中で足や靴下が滑り不安定で気持ち悪い、履きたくない、物足りない、踏ん張れないという感覚に変化してきます。

さらに、専用の「3本指テーピング靴下」の機能性を知ることで効果が倍増します。

①なぜ、「**2本の斜め横のテーピング**」なのか？
テーピング靴下には2本のテーピングが、真横ではなく、足の構造に合わせて「斜め横」に沿って編み込まれており、ゆるんだ**「横アーチ」（中足指節関節）と「縦アーチ」（リスフラン関節／足根中足関節）を的確に支える**ことができます。

これは、ゆるんだ横幅をしめると「横アーチ」と「縦アーチ」が再成されるという構造です。

犬や猫の足を両側から押すと指が開くという原理を応用したものです。
②なぜ、「**3本指タイプ**」なのか？
「なぜ、3本指タイプなのか？」は、**「親指」と「小指」を別々に分けると「残りの3本の指」が開き、縮こまっていた指が自然と前に出てきて「つま先」で踏ん張れる**という足の構造に合

わせているからです。

さらに、「３本指タイプ」は靴の中で足と靴の「横滑り」と足先が外方向へ必要以上に流れる「ねじれ歩行」するのを防ぐことができるので足と身体が安定します。

「カサハラ式テーピング法」と同じように、「親指」と「小指」を別々に分けている理由を説明します。

犬や猫などの足裏をよく見ると、「親指」がかかとにあり、「小指」と離れています。

走ったり逃げたりする時は「残りの３本」で地面を的確に捉え、速く走ることができます。

この原理を「３本指タイプ」として応用しているのです。

身近な「３本指タイプ」のテーピング靴下は自分でできる歩行矯正であり、「免震ウォーキング」を助けるための足サポーターなのです。

歩き始めの軽い痛みのための2つの改善法

朝の「歩き始め」に痛み、慣れてきた日中は楽になるというような軽い痛みの場合は、「2つの改善法」があります。

●「1つ目」の改善法

「1つ目」は、**先に約5センチ幅（5裂）の伸びない綿包帯を甲全体に弱めに5〜6回巻き固定します。その上から3本指テーピング靴下で形を整える**という方法です。出かける時、今まで通りの靴が履けるので便利です。

この綿包帯は締めるのではなく、立った時に「ゆるんでいる横幅」を補強し、「広がらないように支える」というような感覚で「固定をする」という意味です。ボクシングでこぶしにバンデージを巻き、こぶしと脳を守るのと同じです。これを「足」に巻き、「足と身体を守る」という考え方であり、綿包帯を**「カサハラ式足バンデージ」**と呼んでいます。

●「2つ目」の改善法

「2つ目」は、先に**「3本指テーピング靴下」で足裏のバランスを整え、その上から「外反母**

どんな足の痛みにも、自分で簡単対応！
「足バンテージ」と専用テーピング靴下との併用法【横幅を固定】

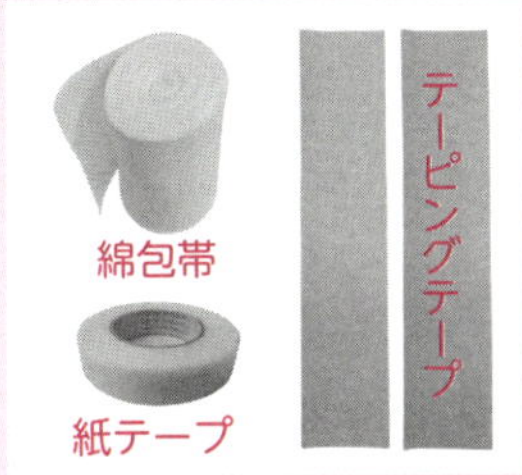

痛みや横幅がゆるんでいる足に行う

【用意するもの】

・伸縮性のあるテーピングテープ（幅５センチ×長さ 23 センチ）を２枚（片足分）
・伸びない綿素材の５裂包帯（幅５センチ）
・白い紙テープ（幅１センチ）

1

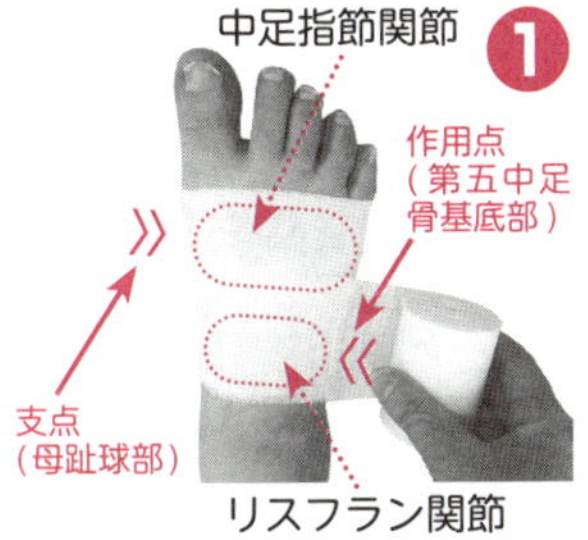

①伸びない綿包帯を、母趾球部（支点）を覆うように３周巻く。次に、第五中足骨基底部（作用点）を覆うように３周巻く。この時、強く引っ張らず指の力は完全に抜いて巻く。指を反らせるなど力が入っていると上手く巻けないので注意。

2

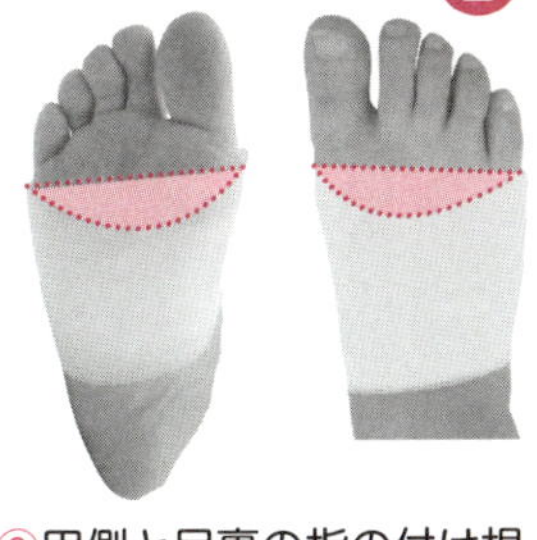

②甲側と足裏の指の付け根側に、三日月型に包帯をカットする。

3

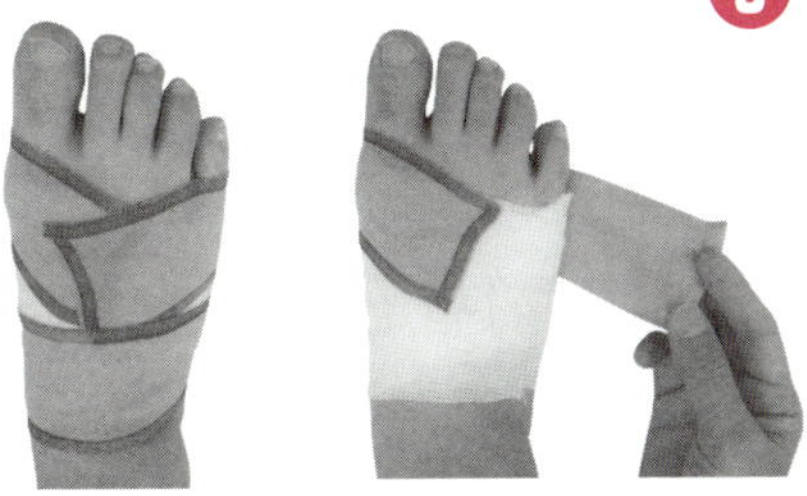

③包帯がずれないように、指先側と足首側の甲周囲を包帯と肌に半分ずつかかるようにテーピングテープでとめる。テープは引っ張らない。

4

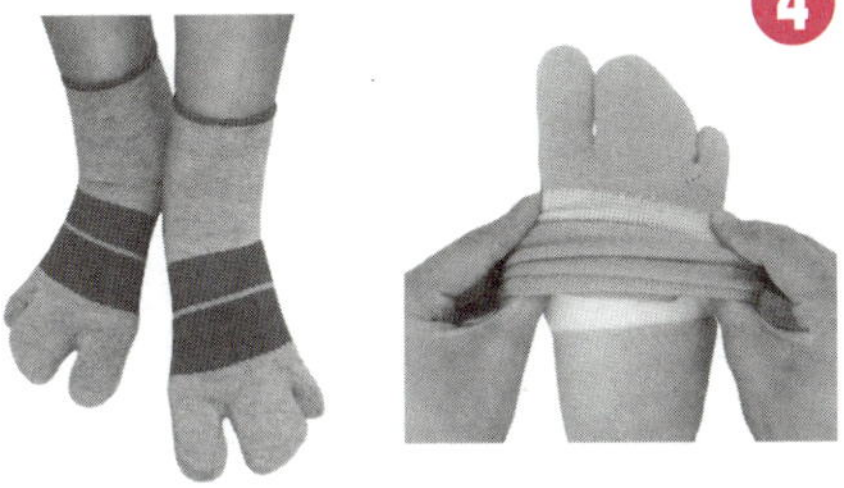

④その上から、３本指テーピング靴下を履いて完成。痛い方の足は足バンデージと専用靴下の併用。痛くない足は専用靴下だけ。テーピング靴下で常に両足のバランスを整える。

趾専用サポーター」で「固定する」という方法です。自宅で簡単にでき、大きめのスニーカーならひもをゆるめれば履くことができます。「3本指テーピング靴下」の上から「外反母趾専用サポーター」を使用することで、より的確に「足裏のバランス」を整え、「足の横幅の広がり」を防ぎ、「固定する」ことができます。

この2つの方法をそれぞれの環境に応じて使用すると、長く続けることができます。

どんな足の痛みも100%治る方法

「歩く時痛い」「歩くのが不安だ」という人は、まず「足関節からつま先」にかけて伸びない4裂幅（約8センチ）の綿包帯で「固定」をしてみることです。これだけでもかなりよくなるので、まずは試してみましょう。

実は、「足の痛み」で悩んでいる人が大変多くおられます。そのほとんどの人がどこへ行けばよいのか迷い悩んでいます。足専門の医療機関に行っても納得のいく説明と治療法がなされないため、思うようにならず疑問をいだき転院してくる人も多くいるのです。

たとえ、**「どんな足の痛み」**であっても**「カサハラ式テーピング法」**をしてから、さらに**「足**

ひどい足の痛みには足首に「歩ける 90%固定」が最優先

「足へバーデン」などによる痛みがひどい場合は、カサハラ式足裏バランステーピング法（P.85 参照）をした上で、足首をサラシ包帯で巻き、「足関節の 90%の固定」を行います。足のどんな痛みにも共通の方法で、重力の負担を軽減し、その場から痛くなく歩ける方法です。

- サラシ１反を３等分に裂いたものより、幅約１０センチ×長さ約２メートル
- 約８センチ幅の伸びない綿包帯：１本の約２分の１量
- 綿、またはガーゼ（足首のすれ防止）

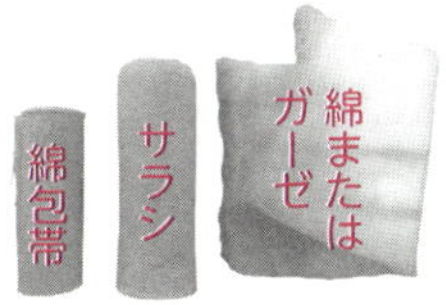

足首は常に直角で巻く

❶

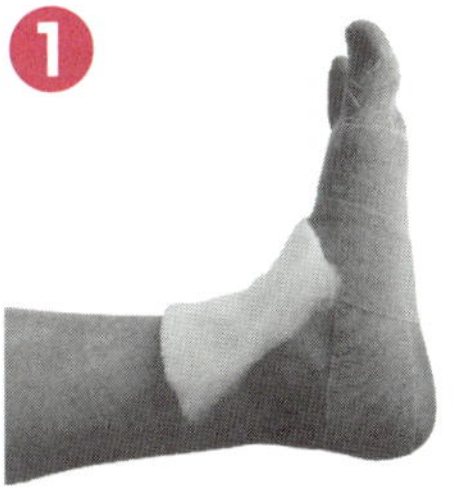

足首の前側にガーゼや綿花をあて、擦れを防ぐ。

❷

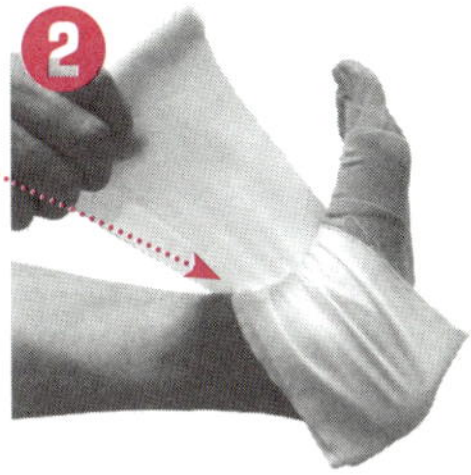

足首を 90 度に背屈させてサラシ包帯（幅約 10 センチ長さ約２メートル）を巻く。足首は巻き終わりまで、90 度にしっかり曲げて巻く。足首からかかとを引っかけて強めに３周巻く。少しずつずらしながら上下に緩まないように巻く。

❸

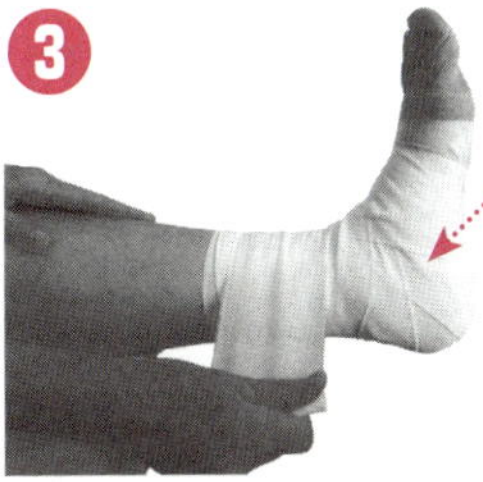

４裂の綿包帯を足首は 90 度（背屈位）にしっかり曲げて、サラシに続けて強めに巻く。少しずつずらしながら上下に緩まないように巻く。（完成図：右）

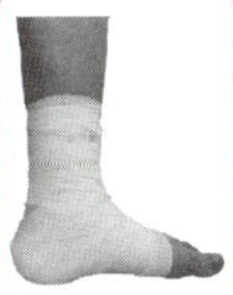

「足関節サラシ固定」の代わりに自分で簡単にできる専用靴下と足首サポーターとの「併用法」

❶

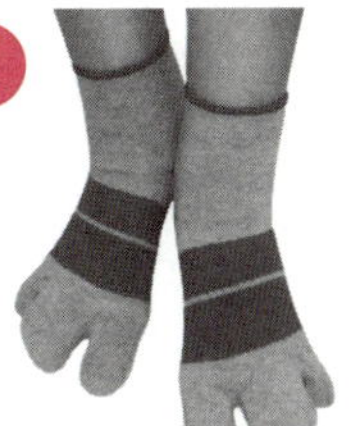

３本指テーピング靴下を履く。

❷

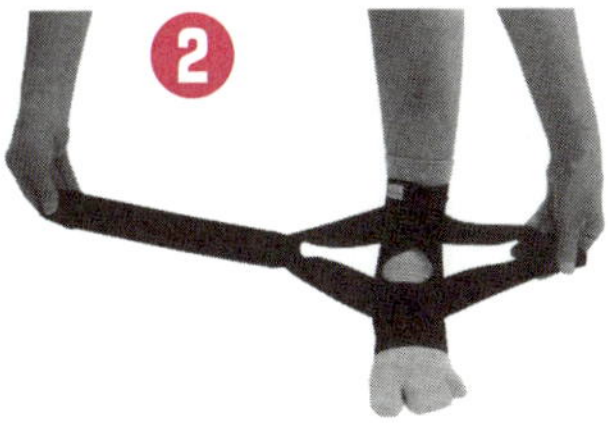

上から専用足首サポーターを装着。

❸

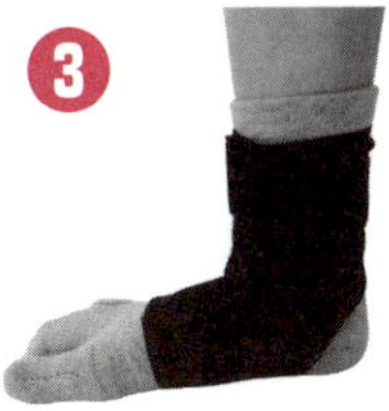

【完成】

「関節からつま先にかけて包帯固定を加える」ことでその場から痛みがなくなり、その場から治り始めます。これができていないから治らないのです。スニーカーなら普通に歩いて帰ることもでき、痛みなら**ほぼ100％よくなります。**

その理由は、「足裏のバランス」を整えてから、「重力の負担度（痛みの原因）より安静度（治癒力）が上回る90％の固定」をすると、人は最初から治るようにつくられているからです。ですから、これが伝統医療における「最終的な保存療法」と訴え続けているのです。伝統医療、フットケア、シューフィッターなど足にかかわる人たちはこの改善法を早急に学び社会に役立てなければ、善意があっても、無意識のうちに患者さんに不利益を与え続けることになってしまいます。

巻く時のポイントは、足関節を90％に背屈させた状態で巻きます。この時、足首の前側が包帯とこすれ「擦過傷《さっかしょう》」にならないように、脱脂綿やガーゼを当ててから巻くと安全です。**「足首を背屈にした状態で巻く」**もうひとつの理由は、歩く時は「固定力」で「重力の負担を軽減」し、逆に足首を伸ばした時は包帯がゆるむので、血行不良の危険性もなく、運動可動域も制限されることも、また筋力が落ちることもなく、安心感と共に楽に歩けるからです。

身近なサポーターを用いて「歩く時の足の痛み」を改善する方法

「治療」というものは、通院している時だけが治療ではありません。

「慢性的な足の痛み」は、外部ばかりに依存するのではなく、自分で身近なサポーターを用いて早期にあたる「未病のうちに改善」することが最も効率的なのです。

その方法は、テーピングの代わりに、

①専用**「３本指タイプのテーピング靴下」**を履き、その上から

②**「足関節専用サポーター」**で、「**90％固定**」をし、患部に加わる「重力の負担」を軽減させ

③**「人工筋肉素材の免震インソール」**で、過剰な衝撃波と過剰なねじれ波を吸収無害化することです。

「外反母趾」や「浮き指」「扁平足」「ひどい外反母趾：足へバーデン」がある人は、「足指」が浮いた分だけ「足の横幅」もゆるんだり、広がって「足裏が不安定」になっています。「足裏が不安定」になっている人は、歩く時「つま先」が浮いているため、足先が外方向へ必要以上に流れる「ねじれ歩行」もしてしまいます。この「ねじれ歩行」は、足関節までねじれ、足首がゆるんでしまいます。足首のゆるみは上部にゆがみ、バランスの崩れを発生させます。

「歩く時の痛み」を、身近なサポーターを用いて自分で簡単に改善する方法をまとめると、
①クルー丈の**「3本指テーピング靴下」**で、「足裏のバランス」を整え、**「ねじれ歩行」を防ぐ**
②「テーピング靴下」の上に**「足関節専用サポーター」**をつけ、足首のゆるみを止める機能と「固定力」のある機能の両方で、**患部の安静度（治癒力）を高めて改善させる**
③**「人工筋肉素材の免震インソール」**で、**「足と体を過剰な重力から守る」**
となります。

すべて「重力の負担度（痛みの原因）より安静度（治癒力）が上回る90％の固定」をすると、人は治るように最初からつくられているという考え（哲学）に基づいています。

「免震インソール」を使ってあなたの関節を守る

現代人の足は、**①安定機能、②免震機能、③運動機能**の3つが衰えています。

特に、②の「免震機能の衰え」は変形・疲労骨折・老化を早めてしまいます。前述した「カサハラ式テーピング法」やこの代わりとなる専用「3本指テーピング靴下」を使うと共に、人工筋肉素材の「免震インソール」をスニーカーや紐靴に入れ、これを履き続けることで防げます。

かかとからの突き上げ「過剰な衝撃波×ねじれ波」という介達外力（有害なストレス）が、

ゆがみ、バランスの崩れた関節に伝わる「破壊のエネルギー」となり、負傷の瞬間を特定できない慢性痛や変形、すり減り、疲労骨折を引き起こしています。

慢性痛は、怪我や骨折などの新鮮な損傷との間で「時間差」があるため、本当の原因が「足」にあることに気づかないのです。

たとえ、1回の突き上げは「弱いエネルギー」であっても、繰り返されると「大きな破壊のエネルギー」へと変化してしまいます。

地震にも「縦揺れと横揺れ」があるように、人間にも「かかとからの着地」による突き上げつまり「縦揺れ＝過剰な衝撃波」×「横揺れ＝過剰なねじれ波」が発生しています。

この「縦揺れと横揺れ」を同じ割合で、吸収・無害化できるのが人工筋肉素材の「免震インソール」なのです。インソールは安価なものから高額のものまでさまざまにありますが、インソールの目的は「縦揺れ」と「横揺れ」を同じ割合で防ぎ、吸収、無害化させることです。

建築物で説明すると、杭の上は円柱状の太いゴムを敷き詰めて、強い地震から建物を守る耐震構造が義務づけられています。

これを人間に応用した場合、靴の中のかかとの高さが7ミリ以上で、前側は3ミリ以上必要になります。一見高すぎると思えますが、最初からスニーカーや紐靴に付いているインソールを外して、「免震インソール」と入れ替えることで無理なく履ける構造になっています。

自然界も人間が作った構造物もすべて「重力」の負担、「衝撃波×ねじれ波」によって壊れていきます。ただし実際には、時間差と質量（重力の強さ）が異なるので実感できないのです。どちらも細胞の損傷度とその深さは同じです。

1回の破壊のエネルギーは微量であっても繰り返しつづけると、時間経過と共に「**破壊のエネルギー**」が増していき蓄積され、これが限界を超えた時、さまざまな慢性損傷が発生します。**これを吸収無害化し、関節を守りながら歩くことが必要**です。

治療家である私は人間の土台となる「足裏のバランス」を整え安定させ、その上で免震処置となる「免震インソール」を入れてから歩くことの重要性をわかりやすく伝えるため、**この2つの施術を「免震ウォーキング」を助ける「足裏の基礎工事」と呼んでいます。**

簡単な準備運動で「免震ウォーキング」を促す

歩行やウォーキングの前に準備運動をして身体を慣らしておくことは、とても重要なことです。なぜなら、「足裏の不安定」を補うため、体も固くなっているからです。

このような人は、歩行やウォーキングで痛みや不調を起こしてしまいます。これを未然に防ぎ、改善を早めるためにも準備運動を苦にならない程度で日常生活の一部として取り入れたり、自分の健康法のひとつとして続けて「10歳若く生きる」ことを目指して頂きたいのです。

ここでは、「カサハラ式準備運動」を5つ紹介していきます。

①「グーパーリハビリ運動」で踏ん張り力をつける

「カサハラ式グーパーリハビリ運動」は、「親指を中心」に行います。体を支える一番大きな力は「親指」にあります。「親指の運動可動域」を広げることで、他の指も連動して踏ん張り力と共に「受け身着地」ができるようになります。

（1）指先ではなく、「親指」を深くにぎり、「親指の付け根」から曲げるのが「グー」、「親指の付け根」から回すのが「パー」の運動です。変形して固まっている人は、「グーの運動」だけでも痛がります。翌日の朝に、痛みが残らない程度に徐々に慣らしてください。

（2）「毎日片足5分ずつ」行うのが目安です。ウォーキング前やお風呂の中、またはテーピング靴下を履きながら行うとより効果的です。

（3）急性期（炎症期）で痛みがある場合は行わないで、痛みが取れてからにしてください。

①グーパーリハビリ運動

左足の場合

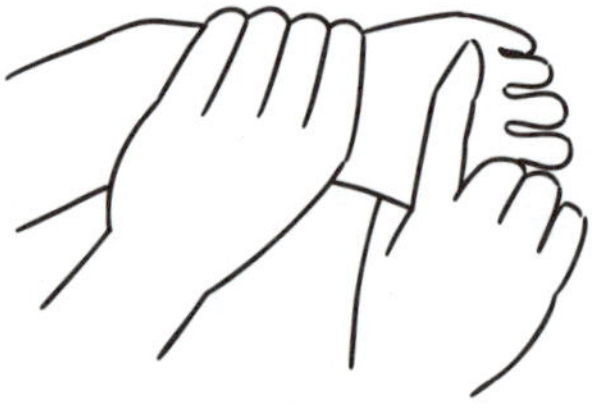

①右手の人差し指を伸ばし、親指と残りの３本で、足の親指を深く握る。反対の左手で、足首が動かないように甲をしっかり持つ

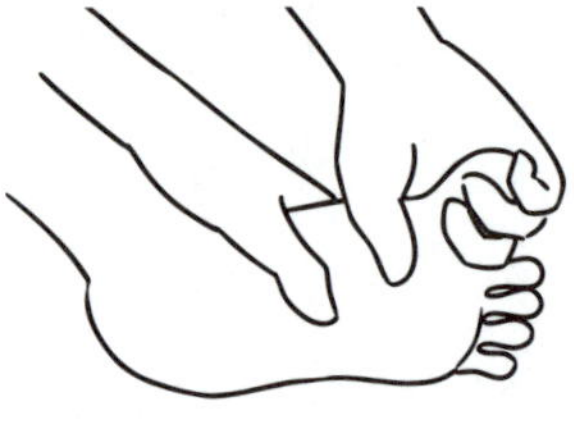

②右手の親指を、足裏の親指付け根に当てる

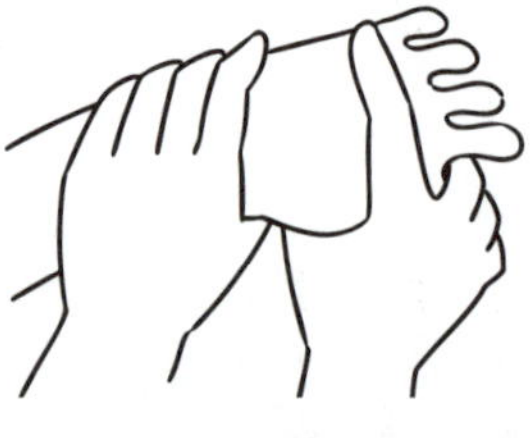

③テコの原理で、親指を指の付け根から深く下へ曲げる。「グーの運動」

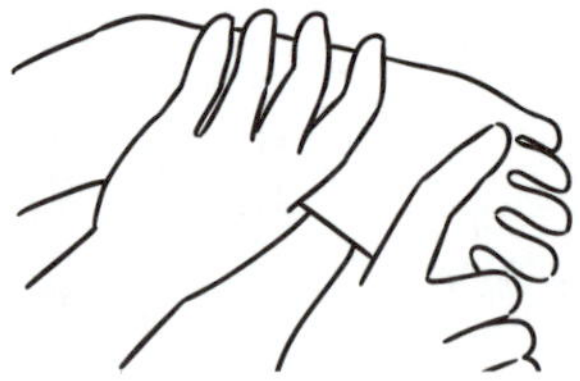

④親指を左右に回す、「パーの運動」。反対の足も同様に行う

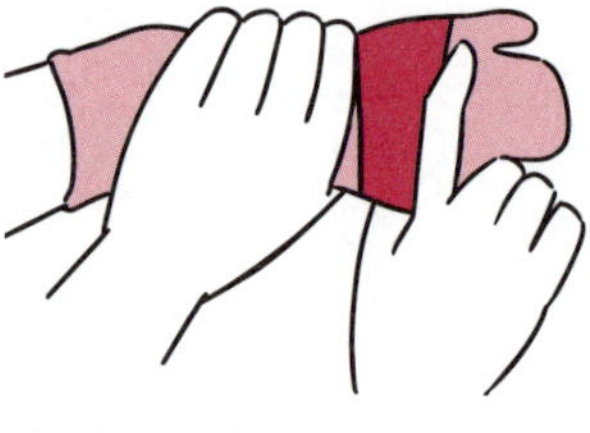

⑥３本指テーピング靴下を履いて行うのも効果的

注意

足に痛みがある時はグーパーリハビリ運動はせずに痛みが取れてから行う

②「つま先立ち運動」で踏ん張って歩ける準備をする

最初に「直立」でつかまりながら「つま先立ち運動」を5回続けます。次に壁に手をつきひじを曲げて「前傾姿勢」を取り、重心を前に移動させ、「つま先」で踏ん張れる位置を確認してから、「つま先立ち運動」を5回繰り返すことで踏ん張って歩ける準備ができます。

「老化は足から」、その意味は高齢になるにつれ、「つま先」に力が入らなくなり、「重心がかかとへ」片寄ってしまうため、身体が不安定になり、転倒を防ぐため、のそのそ歩きをしてしまうことを言います。

一方、元気な子どもは倒れるくらい体を前に倒し、「つま先」に力を入れて勢いよく走り出します。坂道や階段の昇り降りの時も、本能的に「つま先」に力を入れ踏ん張っていることを思い出してください。

②つま先立ち運動

①最初は直立で壁に手をつき、
つま先立ちを５回繰り返す

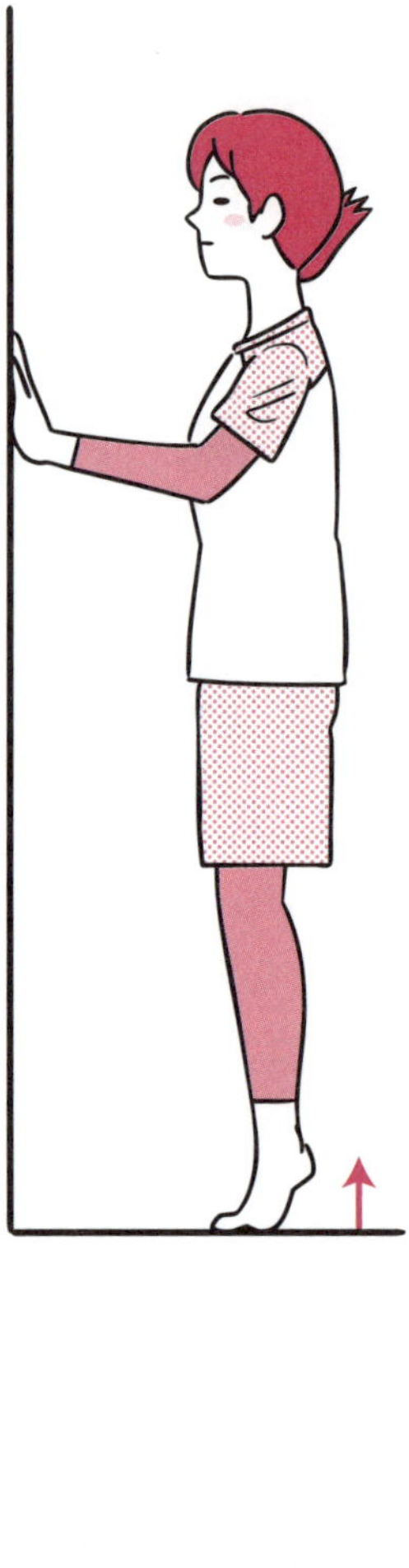

②次に壁に手をついてひじを曲げ、
前傾姿勢をとる。
重心を前に移動して、
つま先立ち５回繰り返す。

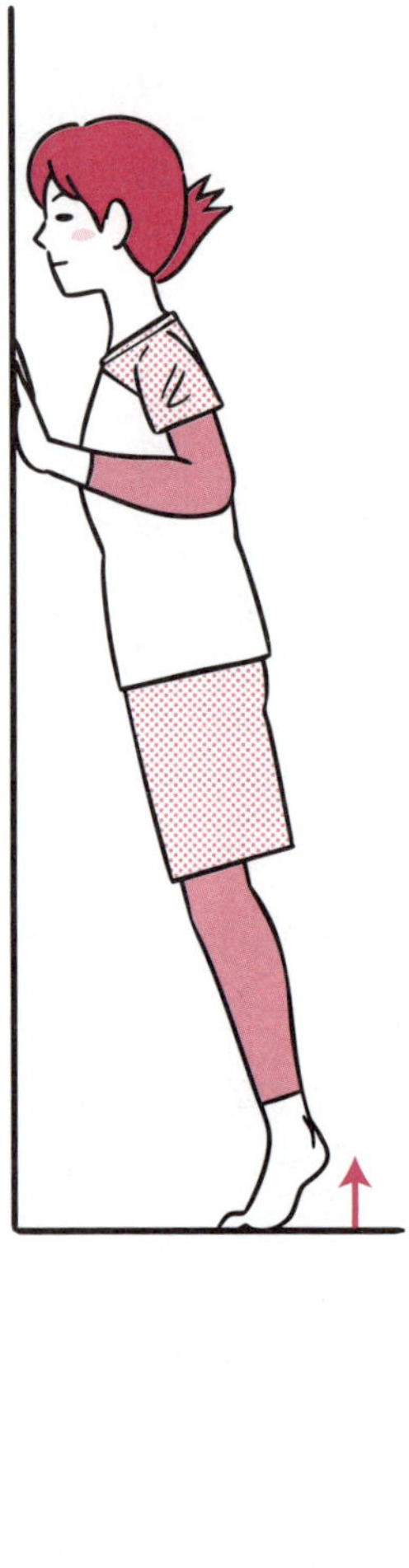

③ **ひざを曲げて立つ癖**を付ける

「かかと」に片寄っている重心を、「前の正常な位置」に戻すことが目的です。

「ひざを伸ばし切って、かかとから着地」すると、「突き上げ」がまともに上部に伝わります。

この癖を直すために、**「ひざをほんの少し曲げたりゆるめたりして立つ」**のです。

その理由は、**骨に頼って立つのではなく、ひざをほんの少しゆるめることで筋肉に頼って立つ癖を付けるためです。**スキーでひざを曲げると前に進み、ひざを伸ばすと止まるという考えです。

これにより、重心が正常な位置に戻り、運動能力と共に下半身の筋肉が鍛えられ、かかとからの「過剰な衝撃波とねじれ波」を吸収・無害化して、ひざや腰や背中、首などに強く伝わらないようにすることができます。上下リズミカルに、また軽やかに歩く準備ができます。

③ひざを曲げて立つ癖を付ける

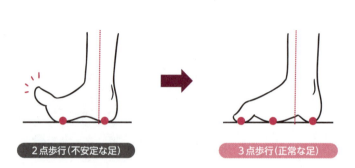

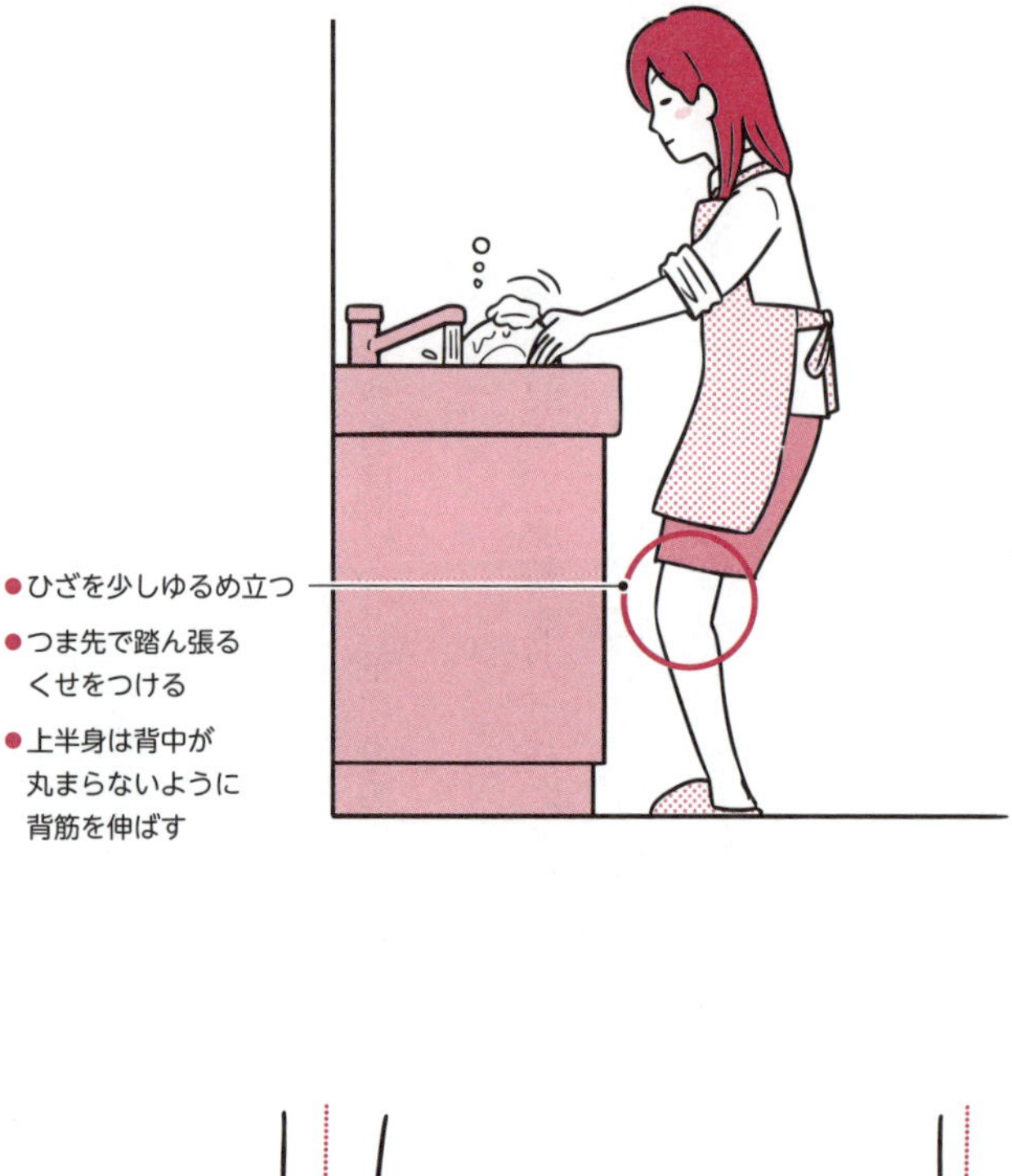

●ひざを少しゆるめ立つ
●つま先で踏ん張る
くせをつける
●上半身は背中が
丸まらないように
背筋を伸ばす

2点歩行(不安定な足)
3点歩行(正常な足)

④**ひざを上げる足踏み運動を10回**繰り返す。

「足裏が不安定」になっている人をはじめ、年齢が増すにつれ、多くの人はひざが上がらなくなってしまいます。

自分では上げているつもりでも、実際は上がっていないのです。ひざよりも「指先が上がって浮いてしまう」のです。そのため、家の中や布団のふちなど平らなところで引っかかり転倒してしまいます。

小学校へ入った時、行進の練習をしますが、足踏み運動をしてひざを上げることにより、歩きやすくしています。また、自衛隊などの訓練を見ても、ひざを上げて足踏み運動から行進を始めています。これをイメージすると理解できると思います。

「ひざを上げる」筋肉を鍛えることで、「足裏全体を使った受け身着地」の準備ができます。

④ひざ上げ踏み運動

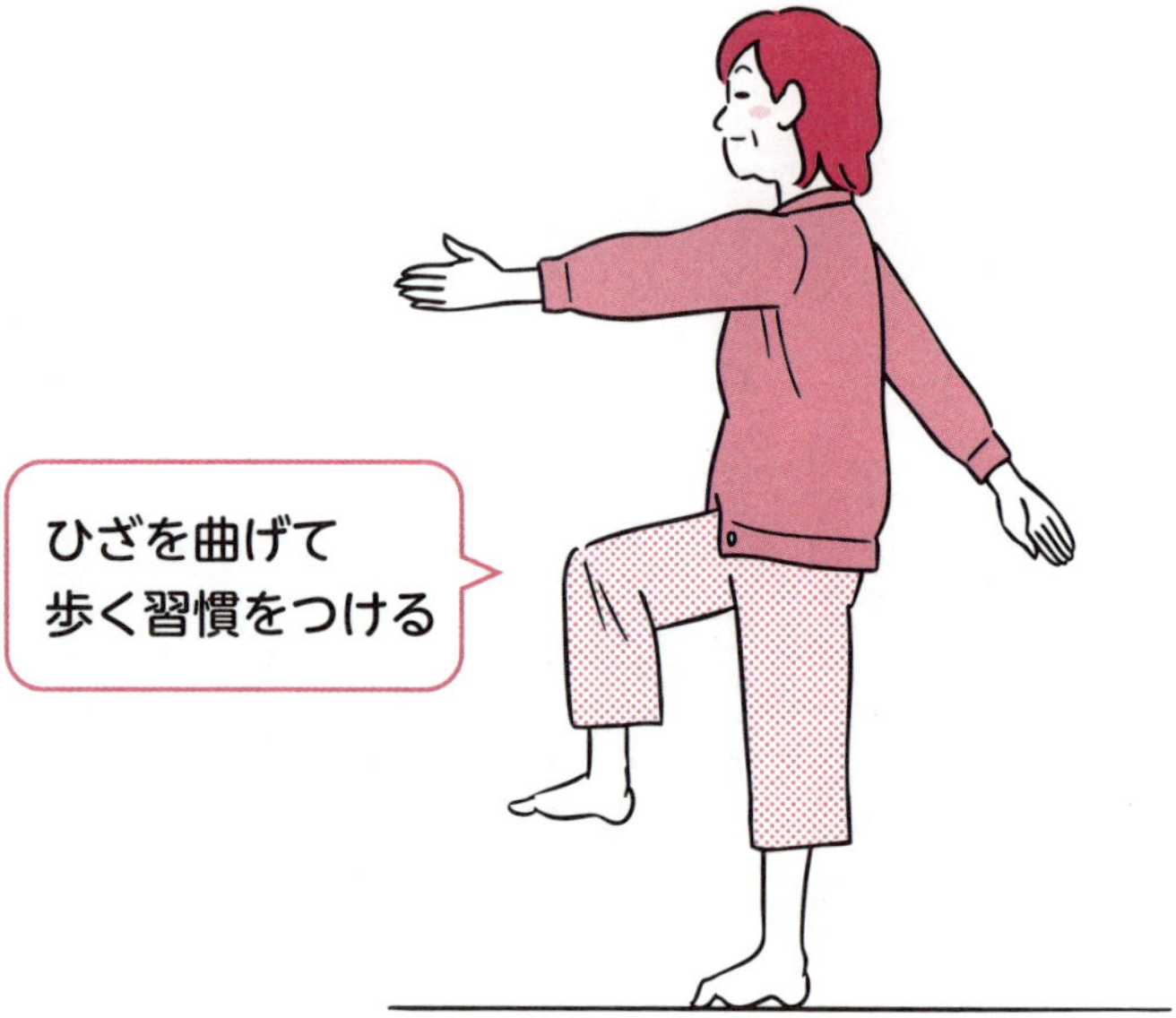

室内でひざを垂直に上げて足踏み運動…10回
足裏全体を使った「受け身着地」の練習

⑤「ひざ締め屈伸運動（カサハラ式スクワット）」を**朝夜2回**、いずれも**10回ずつ**行う。

両足と両ひざを付けたままの屈伸運動であり、「スクワット運動」です。屈伸時はひざが開かないようにすることがポイントです。姿勢や骨格を安定させるために必要な内側の筋肉が鍛えられ、身体のゆがみやズレを回復させる準備ができます。

運動器系の障害で健康寿命が短い人の多くが、「つま先」が外方向へ流れる「ねじれ歩行」をしています。この歩き方は、「O脚」の原因にもなっています。この歩き方を続けていると、まず膝関節を挟んで上下で相反するねじれ、つまり上下の噛み合わせが悪くなり、変形性膝関節症の原因にもなっています。

また股関節、腰部、背部、頸部においても「ゆがみ、バランスの崩れ」が起こり、そこへかかとからの「過剰な衝撃波とねじれ波」が日常生活の中で反復（繰り返される）され、原因のはっきりしない痛みや変形が起こるので、これを防ぐのに効果的な運動です。

朝夜、歯を磨く時などに行うと無理なく続けることができます。

⑤ひざ締め屈伸運動

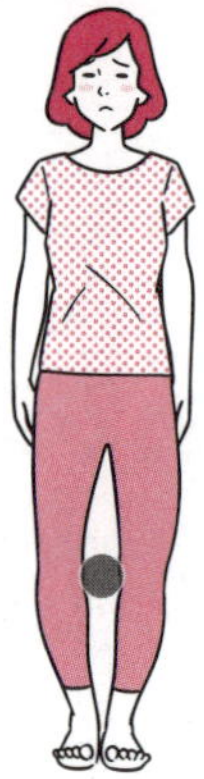

①両足をそろえて真っ直ぐに立つと、
O脚の人は両ひざが開いてしまう。
上半身はまっすぐ起こしたままで。

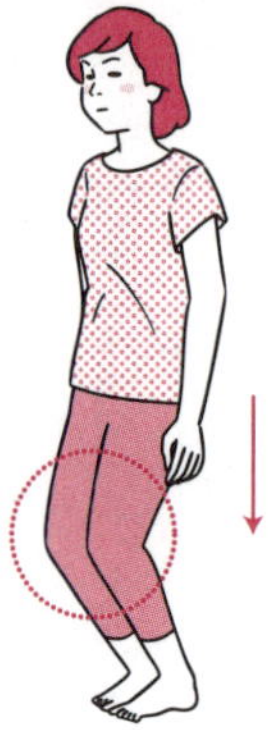

②両ひざがくっつくところまで
ひざを曲げる。上半身はまっすぐ起こした状態で。

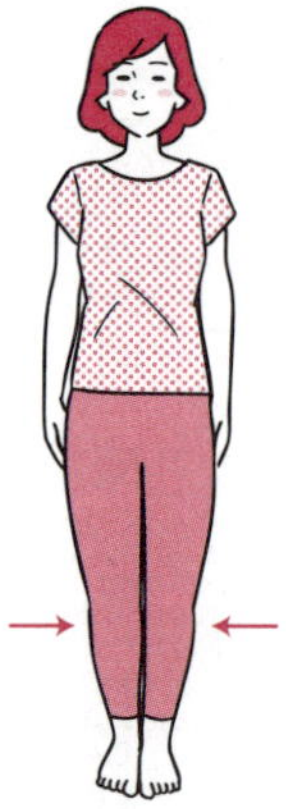

③両ひざの内側に力を入れ、ひざが離れないようにゆっくりひざを伸ばす。この曲げたり伸ばしたりの運動を、朝晩の歯磨きタイムに行う。
上半身はまっすぐ起こした状態で。

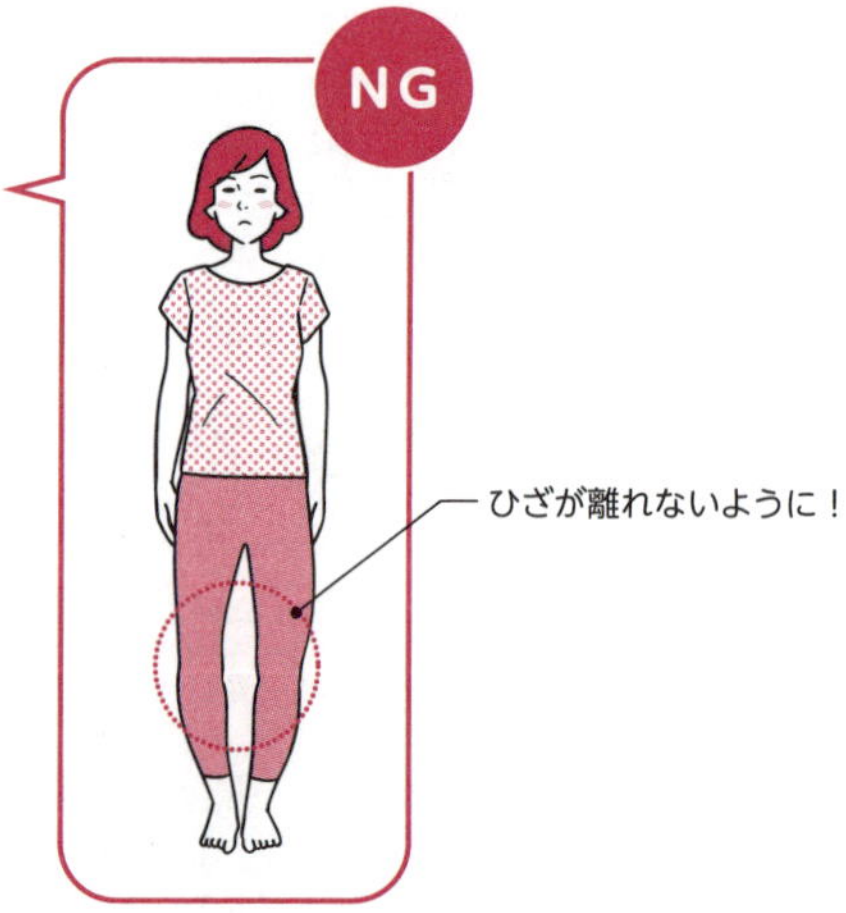

日々のウォーキングの前に、充分な準備運動をすることで、身体全体が柔軟になり正しい歩き方を促してくれます。どの運動も手間や時間をかけることなく行えますので、習慣づけることで、ウォーキングの効果がますますアップします。

第4章

ヘバーデン結節と
ウォーキングの恐い関係

ヘバーデン結節のある人があまり歩いてはいけない訳

「1日1万歩」など「ウォーキングブーム」と言われている中で、見落とされている重要なことは、「かかと着地」と「慢性痛」についての因果関係です。

現代人に多い「外反母趾《がいはんぼし》」「浮《う》き指《ゆび》」「外反《がいはん》浮き指」「扁平足《へんぺいそく》」そしてひどい外反母趾が足に「転移」した「足へバーデン」の人は、ウォーキングしているとかなり高い確率で慢性痛や自律神経の不調を引き起こします。

これらの足の異変によって「足裏のバランス」を崩し「かかと着地」になり、地面からの過剰な衝撃波とねじれ波を身体の上部に伝えてしまうからです。

こうなると原因不明の痛みや体調不良に悩み、医療機関で診療してもなかなか改善、寛解、完治しないという悪循環に陥ってしまい、救いを求めて私の接骨院に来られる患者さんが多く見られます。

特に注意したいのは、「40歳以降のひどい外反母趾」は、「手」のヘバーデン結節が遠く離れた足に転移または足から先に発症した「足へバーデン」で、これが「かかと着地」の原因になっていることです。

「ヘバーデン結節」の全身性を自分でチェック

ヘバーデン結節

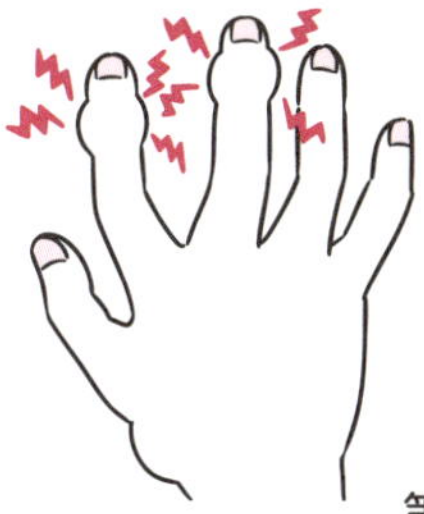

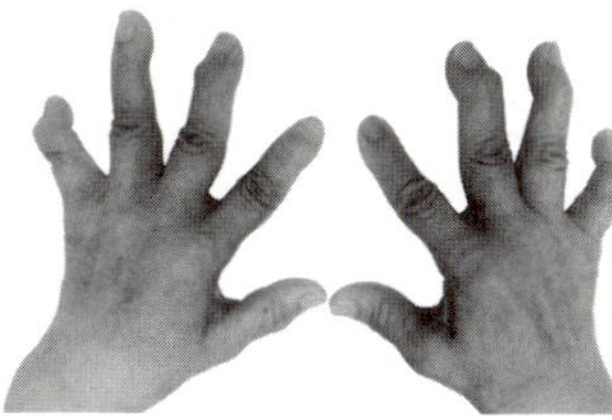

第一関節の痛みや変形

母指CM関節症

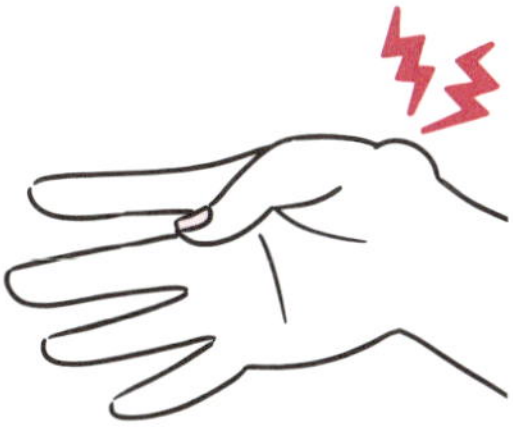

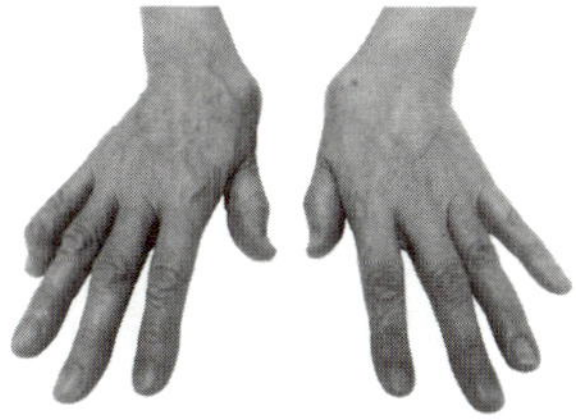

親指の付け根の出っ張りと痛み

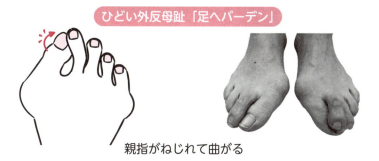

ひどい外反母趾「足ヘバーデン」

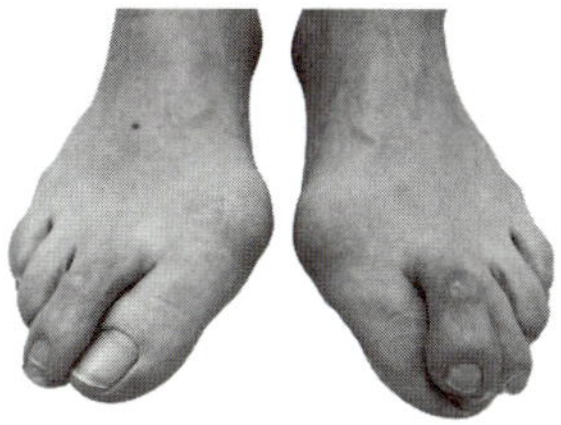

親指がねじれて曲がる

「手」と「足」は身体の部位的には遠い位置にあるため関係性に気づきにくいので、「手と足」をよーく観察してください。**「手」にヘバーデン結節があると、「足」にも「ひどい外反母趾：足ヘバーデン」がある**ことが、私の治療経験上、約90％の割合で見られます。

「足ヘバーデン」は、足指の付け根「中足指節関節《ちゅうそくしせつかんせつ》」が変形して固まる（拘縮する）ため、どうしても「かかとから着地」してしまいます。

このため、「かかとから着地」する日々の歩行やウォーキングをすればするほど、足や身体に痛みや変形を起こしてしまいます。重要な点は、**さまざまな足の痛みやトラブルで専門医へ行く人のほとんどが「足ヘバーデン」だったのです。**ペインクリニックにも同様の人が多く訪れています。

ですから、「ヘバーデン結節」のある人は、歩き過ぎや長時間のウォーキングはよくありません。ウォーキングを始めたら足以外、足関節やひざ、股関節、腰部、背部、頸部などのいずれかに痛みが起こった、悪化したという人が多いのはこのためです。

このことからも、「ヘバーデン結節」がある人は、1日1万歩ではなく**4000歩**までにしておくことが無難なのです。これ以上歩きたいなら、免震ウォーキングを助ける「足裏の基礎工事」をしてから歩くことです。そして炎症期（急性期）で、痛みのある人は控えなければなりません。

地面からの過剰な衝撃とねじれを吸収、無害化する足裏のアーチが正常であれば足裏全体で着地できますが、「外反母趾」や「浮き指」「扁平足」をはじめ「足ヘバーデン」などの異変があれば「かかと着地」になってしまいます。したがって、この４つの足の異変がひとつでも認められる人は、ウォーキングには充分な注意を払う必要があります。

ウォーキングで健康になるか不調になるかの違い

「ヘバーデン結節」は手指の第１関節が太く変形する症状で、60歳以降の女性の５人に１人の割合で見られます。

私の50年以上に及ぶ治療経験からすると、**この「ヘバーデン結節」のある人は、「1万歩」歩いてはいけません！**　特に、日々の「かかとから着地する」歩行が身体全体に悪影響を及ぼします。これは、これまで何百万回と患者さんを診てきた経験からの「事実」と「忠告」なのです。

また「ヘバーデン結節」のある40歳以降の女性は、全身の関節が変形しやすい、もろいという特徴があります。これによって、かかとから着地する人は「ヘバーデン結節」がない人より、変形、関節破壊がかなり早く進行、悪化するので、健康寿命を10年短くしているのです。

この情報は医療関係者やウォーキング指導者には知らされておらず認識されていないため、なぜ「ウォーキングで健康になる人」と、逆に「健康を害する人」がいるのかがわからないままです。

なぜ気がつかないうちに骨折が起こるのか？

私の接骨院に通う患者さんの主訴で最近一番多いのが、負傷の瞬間を特定できないさまざまな足の痛みをはじめ、足関節、ひざ、股関節、腰部、背部、頸部の痛みや変形性関節症、いつの間にか気づかないうちに起きている疲労骨折です。実はこれらの本当の原因も、「ヘバーデン結節」と「かかとから着地」するウォーキングや日々の歩行だったのです。

残念ながら、多くの患者さんは医療現場においても隠れている本当の原因がわからないため、歩ける90％の固定法も曖昧になり、その結果として、「いつまでも治らない」などの疑問や矛盾に悩んでいます。

「ヘバーデン結節」が全身に転移する

「ヘバーデン結節」は関節リウマチと異なりますが、どちらも関節が変形しやすい、もろいという特徴があります。「ヘバーデン結節」のある人は、症状のない人と同じように長く歩いたり、長時間のウォーキングをしたりしてはいけません。前述したように痛みがないのなら、歩数を1日**4000歩**くらいにしてください。

なぜなら、日々の「かかとから着地」する歩き方で、すでに足、ひざ、股関節、腰部、背部、頸部などの複数の関節に「転移」していて、すり減り、軽い変形性の慢性痛が隠れているからです。痛みが著しい炎症期（急性期）の場合はなるべく歩くことを減らし、ウォーキングは中止することです。

手の第1関節が太く変形する「ヘバーデン結節」は、小さな関節であってもれっきとした変形性関節症（炎）ですが、全身性（全身に起こる）に気づいている人はわずかです。

また、手の親指の付け根が出っ張ったり痛んだりする「母指CM関節症」も、「ヘバーデン結節」と共に70％位の割合で合併する場合がありますが、慢性的に進行していく場合は痛みがないのでわかりづらいのです。

さらに重要なことは、手の第1関節より先に、足・ひざ・股関節・腰部・背部・頸部・肩関節などの関節から発症した場合は、まったく見落とされているということです。

つまり、「ヘバーデン結節」は全身に「転移」またはそこから発症するということなのです。

身体の各所に慢性痛や不調がある人は「ヘバーデン結節」を発症している可能性があるので、健康な人と同じように1日1万歩歩き続けると、ますます症状が悪化します。

ウォーキング再開はヘバーデン結節の痛みが治まってから

「ヘバーデン結節」はそもそも「手だけに発症する」という先入観が間違いのもとなのです。

もともと筋肉量が少なく関節の浅い女性は、「ゆがみ、バランスの崩れ」によるすり減りが起こりやすく、そこへ、「かかとからの突き上げ」が強く伝わり、これが日常生活の中で繰り返されることで軟骨のすり減りや変形を起こしてしまいます。

「ヘバーデン結節」のある人はこのすり減った**関節の軟骨を異物として捉え、女性ホルモンも加わり、それぞれの部位にある免疫システムが過剰攻撃**するため、関節炎からさらに関節破壊へと重症化します。

男性は女性の1割くらいの人数ですが、この事実も医療現場で見落とされ、原因不明の変形性関節症と診断されている場合が多いのです。

だからこそ「ヘバーデン結節のある人」は「ヘバーデン結節のない人」より、歩数においても少なくしなければなりません。

重要なので繰り返しますが、ヘバーデン結節のある人で、急性期で炎症や痛みがある場合には、日々のウォーキングなどは控えるべきです。ヘバーデン結節がひざや腰など全身に転移または発症している場合も同様です。

通常は**半年、長くても1年くらいで急性期から慢性期に移行**するので、そうすると痛みは徐々になくなっていきます。

その段階であればウォーキングを再開して、自分の症状と相談しながら**4000歩から6000歩程度**行ってもよいでしょう。ただし、痛みがなくなっても健康体の人のように１日１万歩は避けてください。

ヘバーデン結節の発症に気がつかないまま、日々のウォーキングを繰り返して、悪化した患者さんが急増していますので充分に注意してください。

また発症に気づいていたが、１万歩を目標にすることでよくなる、改善するという思い込み、期待感から逆に悪化させたという例も多くあります。

仮称：甲ヘバーデン

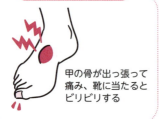

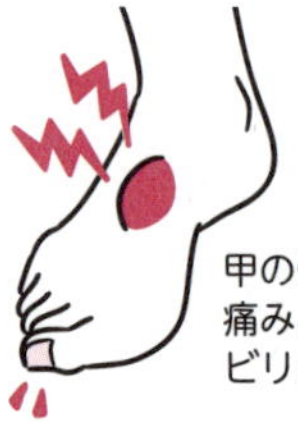

甲の骨が出っ張って
痛み、靴に当たると
ビリビリする

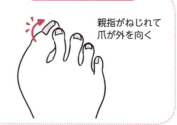

仮称：足ヘバーデン

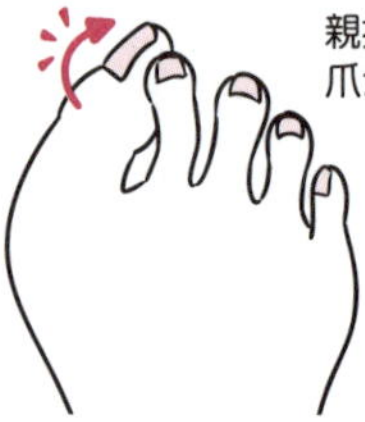

親指がねじれて
爪が外を向く

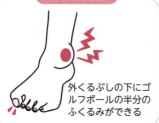

足関節脂肪腫

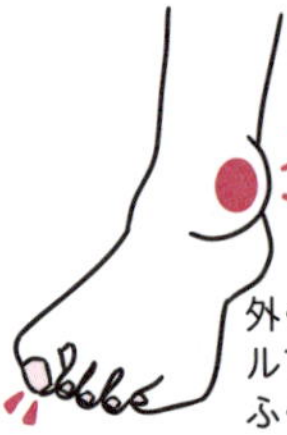

外くるぶしの下にゴ
ルフボールの半分の
ふくるみができる

仮称：第２中足骨頭ヘバーデン

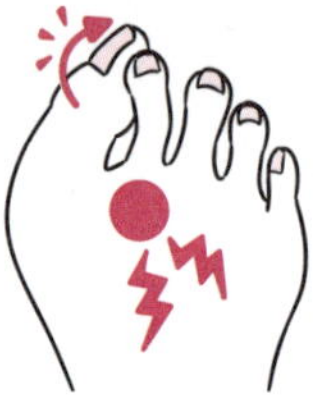

第２指のつけ根が
歩くとズキンと痛み、
熱っぽく腫れもあり、
上下からつまむと
激痛がはしる

仮称：足関節ヘバーデン

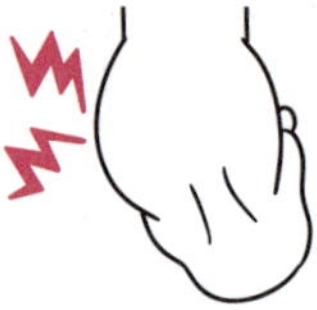

足関節（足首）全体が腫れて傷み、
変形して足裏が外側を向く
「外反足」に悪化

仮称：ヘバモートン

トゲが刺さっている
ようなチクチクする
痛みや違和感もあり、
人によってほてりや
灼熱感もある

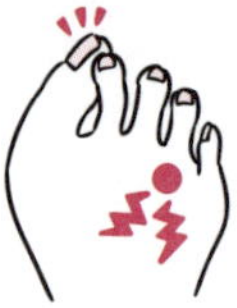

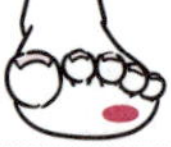

第四指の付け根を
押さえると痛みが
はしる

“転移”を見分ける
３つのポイント
✔ひとつでも
あてはまれば可能性あり

親指がねじれてまがる

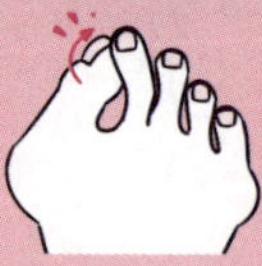

「足ヘバーデン」

出っ張り

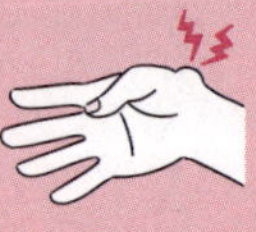

「CM関節ヘバーデン」

指先の変形

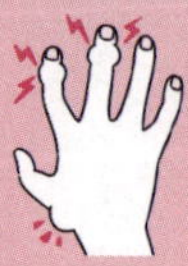

「ヘバーデン結節」

「足ヘバーデン」の関連症状「第２指付け根の痛み」

足の異変は「足ヘバーデン」の症状について解説します。

40歳以降の女性で「ウォーキングを始めてから足が痛い」と訴える患者さんの中で一番多いのが**「第２指（人差し指）付け根の痛み」**です。ひどい外反母趾である「足ヘバーデン」の関連症状「仮称：第２中足骨頭ヘバーデン」で、指が浮いた状態で変形し、親指が第２指の下に入り込んでいる人に集中して見られます。

この状態のままウォーキングをすると、「第２指の付け根」を地面に繰り返し強く打ち付けることになります。この過剰な衝撃が90％の変形となり蓄積されます。これに、ウォーキングが残り10％の外力となり限界を超えた時、痛みや疲労骨折、脱臼骨折が起こるのです。

初期のうちは痛みがあるのにX線検査では異常が見つけられないため、ほとんどの人が不安を感じてしまいます。

痛みのある「第２指の付け根」を手の指で上下から強めにつまむと、限局性の圧痛があります。進行している場合は、骨の肥厚や変形を確認することができます。悪化している場合は、疲労骨折や脱臼骨折もX線像から診断されます。反対側の足と比較すると、左右で異なるので自分

でもわかると思います。

まずは「ヘバーデン結節の有無」、その自己チェック法（Ｐ１４３参照）に照らし合わせ、一致するようならいったんウォーキングを中止することです。

改善法は「カサハラ式テーピング法」の上からさらに足関節に歩ける「90％のサラシ固定」をすることで「重力の負担」を軽減します。重力の負担度（痛みの原因）より安静度（治癒力）が上回る「固定」をすると人は治るように造られているのです。（Ｐ１２３参照）

詳しくは『40歳からの外反母趾は足ヘバーデンだった！』（自由国民社）を参考にしてください。

モートン病と似ている「ヘバモートン」

「足ヘバーデン」のある人がウォーキングを始めると、「**足の第4指（薬指）の付け根**に痛みが起こり始めた」「朝、歩き始めに「チクチク」「ビリビリ」した痛みから始まり、昼間は和らぎ、次第にズキンとした激痛に悪化してきた」となることが多いです。

40歳以降の女性で「モートン病」と診断される場合がほとんどですが、実は、本来の「モートン病」は、１割にも満たない位ととても少ないのです。

40歳以降で「モートン病」と診断された人のほとんどが、「足ヘバーデン」の関連症状である可能性があります。この新情報をわかりやすく伝えるため、「仮称：ヘバモートン」と表現し、「一般的なモートン病」や「関節リウマチ」と区別し、患者さんが不利益を被らないようにしているのです（以降「ヘバモートン」と呼ぶ）。

「足ヘバーデン」の変形により、「横アーチ（中足指節関節）」が崩れて船底の形になっています。ウォーキングの時、「横アーチ」の中で一番低い部分となる「第4指（薬指）の付け根」を地面に強く打ち付けることになり、「第4中足骨骨頭部」に歩行痛が起こるのです。

一般的なモートン病は、「神経腫（神経のこぶ）」が原因であり、骨頭部ではなく、「第3、4中足指間《ちゅうそくしかん》」を上下から強くつまむと痛みやしびれ感が指先の神経支配域にかけて起こります。また、中足指節関節《ちゅうそくしせつかんせつ》（横アーチ）を両側から押すと同じような感覚異常があるので、「一般的なモートン病」と「ヘバモートン」とを区別することができます。改善法は、「第2指付け根の痛み」と同じで足関節に歩ける「90％のサラシ固定」をします。（Ｐ１２３参照）

足の甲が出っ張って痛む「甲ヘバーデン」

「ウォーキングを始めたら甲が痛くなった」「最初に歩く時だけズキンとした痛みやピリピリ

とした痛みがある」と訴える患者も多くいます。

「ヘバーデン結節」のある人は変形しやすいので、もともと甲が出っ張っていて、甲高になっています。さらに、ウォーキングや歩き過ぎにより負荷重が繰り返され、炎症を起こしたことが原因です。中には、甲が腫れ熱っぽくなっている人もいます。

手の「ヘバーデン結節」が足に転移すると「足へバーデン」になり、親指で踏ん張れない分、甲の真ん中あたりにある「リスフラン関節（足根中足関節《そっこんちゅうそくかんせつ》）」が補います。補った分だけ「甲の骨も高く変形」し、周りの神経を圧迫するのです。**中には、「足根間症候群」へと進行、悪化していく場合も多くあります。この新情報をわかりやすく伝えるため、あえて「仮称：甲へバーデン」と名付け、「若い人の浮き指による甲高」や「関節リウマチ」と区別しています**（以降、「甲へバーデン」と呼ぶ）。

何年もかけて少しずつ甲が高くなった場合は痛みはほとんどありませんが、40歳以降の太めの女性で、「いつもより長く歩いた」「ウォーキングを始めた」「硬い靴を履いて凸凹した道を歩いた」などがきっかけで発症します。

改善法は、「第2指付け根の痛み」と同じで足関節に歩ける「90%のサラシ固定」をします。（P123参照）。

「外くるぶし」がふくらみ、歩かないと小さくなる

長めにウォーキングをすると、**「外くるぶし（外果）」の少し下あたりにゴルフボールを半分に切った位のふくらみと軽い痛みが起こり、安静にしているとふくらみが小さくなる**という患者さんは意外と多くいます。これを長年繰り返していると3倍くらいの大きさになることもあり、歩くたびに痛みを感じるようになります。滑液《かつえき》が溜まった状態なので、押すと柔らかく感じます。この症状はすでに「足関節《そくかんせつ》脂《し》肪腫《ぼうしゅ》」として知られていますが、問題なのは、なぜ「足関節脂肪腫」が起こる人と起こらない人とにわかれるのか、です。

40歳以降の女性で、手のヘバーデン結節が「足」に転移した「ひどい外反母趾：足へバーデン」のある人に集中して見られます。「ヘバーデン結節」の有無を「3つの自己チェック」（P143参照）で確認してください。

「足関節脂肪腫」が発生する原因は「足へバーデン」のため、足指が浮いた状態で固まっていることです。つま先が浮き、動物のヒヅメのように固まった状態でウォーキングや日々の歩行をしていると、「つま先」で踏ん張ることができず、足先が外方向へ必要以上に流れる「ねじれ歩行」となります。それが隠れた原因なのです。改善法は、「第2指付け根の痛み」

（P151参照）と同じです。足関節を挟んで上下で相反する「ねじれのストレス」が繰り返されるため、「足関節のゆるみ」と共に慢性的な捻挫が起こります。この時、バランスの悪い足関節の炎症や変形、摩耗を防ぐ防御反応として滑液が溜まると推測しています。

この滑液が反り過ぎたひざの裏側に溜まると「ベーカー嚢腫《のうしゅ》」と呼ばれ、手首が疲労すると「ガングリオン」と呼ばれるふくらみができます。

改善法は、これまでと同様に「カサハラ式テーピング法」で「足裏のバランス」を整えてから、「足関節」にサラシ包帯で歩ける「90％の固定」を行い、「ねじれ歩行」を防ぐのです。（P125参照）

身近なサポーターを用いて自分で未病のうちに改善することが大切です（詳細は『40歳からの外反母趾は足へバーデンだった！』（自由国民社）P50〜52参照）。

足関節全体の腫れと痛みは「90％の固定」以外では治りません

足首の腫れと痛みにも日々のウォーキングと大きな関係があります。私の患者さんの中で、へバーデン結節が足首に「転移」した**「足関節へバーデン」**で日々のウォーキングを続けた結果、悲惨な症状に至ってしまった例があります。

「15年前にウォーキングを始め、最初のころ、足関節の内側に腫れと痛みが起こり、3ヵ月でやめました。その後、安静にしていたにもかかわらず、「足関節全体」に腫れと痛みが増し、有名な医療機関を何件も何年も渡り歩いてきました。**年々変形がひどくなり、かかとや足裏が外方向に傾く「外反足」と診断されています。**自分で見ても「足関節」から下の足底部は外側にずれているように変形し、かなり腫れたまま固まっているのがわかります。今ではまともに歩けず、人の助けが必要になり、気疲れで落ち込み、何もやる気が起こりません。これだけ安静や治療を忠実に行っていたのに、なぜ、どうして良くならず悪化してしまったのか。医療に疑問や矛盾を感じ、まったく予想もしていなかった辛い人生になってしまいました」。

という訴えが意外と多くあります。この場合も、「足関節」が大した原因もなく腫れて痛むのは、「手のヘバーデン結節」が遠くに位置する「足関節」に転移し、変形性足関節症（炎）を起こしたことが本当の原因だったのです。私はこれを「足関節ヘバーデン」と表現し、医師と協力して「関節リウマチ」や「痛風」など他の病気と区別しています。

専門家でさえもこれに気づかないので治療法が曖昧になり、絶対的に必要な「歩ける90％の固定」がなされず放置されています。

これは、ヘバーデン結節の「足関節への転移」を知らないため、90％の固定につながらないために起こるのです。足関節全体に腫れと痛みがあり、何年も治らない場合は、まずは次の

3つのチェックを行ってください。

①手指の「ヘバーデン結節」の有無

②手指の「母趾CM関節症」の有無

③足指のひどい外反母趾である「足ヘバーデン」の有無、さらに親指の爪の外方向（回内位）へのねじれの有無

これらの症状がひとつでも確認された場合には、ヘバーデン結節の足関節への「転移」、足関節ヘバーデンが考えられます。これ以外にも、手より先に足やひざ、股関節、腰部、背部、頸部からヘバーデン結節が始まる場合もあります。

治療期間は約1年も要しますが、足健療法によってその場から痛みがなくなり普通に歩け、今日から治り始めます。「歩ける90％の固定」以外は治りません。

改善法は、「足関節サラシ包帯法」による「90％の固定」で自然治癒力を最大限に発揮させることです。（P123参照）

ひざの痛みと水が溜まる「ひざヘバーデン」の治し方

ここからはひざや腰など全身の異常とヘバーデン結節との因果関係を紹介しながら、ウォーキングによる悪影響について解説します。

ひざの慢性痛で悩む人が中高年で激増していますが、まず最初にヘバーデン結節がひざに「転移」した「仮称：ひざヘバーデン」を疑いましょう。何もせず日々の歩行やウォーキングに励んでいると、ますます悪化してしまいます。

まだまだウォーキングと変形性ひざ関節症との関係が知られていないので、この「仮称：ひざヘバーデン」を見落としているのです。悪化する変形性ひざ関節症のほとんどが、手のヘバーデン結節がひざに転移したものであり、重力の負担（痛みの原因）がわずかに上回るだけでも発症します。

「ウォーキングが身体に良いことは充分知っていたので、ただ歩けば良いと思い、日課にしていたらひざが痛み出した」「軽いウォーキングをしていただけでひざが痛くなった」という人が、私の接骨院に多く訪れます。ひざが腫れると共に痛み出し、次のような症状に悩まされます。

「夜も寝られないくらい痛む」

「水も何回も抜いてきた」

「注射や薬、リハビリを続けて4年が過ぎた。痛みは軽くなったが今はO脚が急にひどくなり変形が残っている、正座もできず、老後が心配」

しかし医療機関にかかると、すり減りによる一般的な「変形性ひざ関節症」「高齢だから」「女性特有」「骨粗鬆症」「歩き過ぎ」「筋肉が弱いから」などの理由で対症療法で済まされてしまい、長年悩まされることになります。

こんな40歳以降の女性がなんと多いことか、男性も一割位見られ毎日施術していると心が痛みます。

ウォーキング仲間やマラソン仲間にも同じようにひざを痛める人がいる一方で、逆に痛みは起こらず、ますます健康になり若返ったように見える人がいる。「友人はなんでもないのにどうして私だけ？　この「差」は何なのか？」というと、やはり「ヘバーデン結節」の有無に関係があるのです。

ヘバーデン結節のある人は痛みがなくても、すでに90％の変形がひざ関節に蓄積されています。残りの10％は、「かかとから着地」するウォーキングやジョギングが新たな外力となり発症します。

原因のはっきりしない、そして何年も治らない「変形性ひざ関節症」、その多くが手のヘバーデン結節がひざへ転移したことが隠れていた本当の原因だったのです。

手のヘバーデン結節は小さくても変形性関節症であり、しかも全身に起こるのです。男性の場合は手より先に足、ひざ、腰から始まる場合が多いので見落とされている場合があるのです。「ヘバーデン結節」がひざ関節に「転移」または「ひざから発症」した「仮称：ひざヘバーデン」が多いのです。一般的に知られていないために、多くの人が不利益を被っています。これをわかりやすく説明するために、やむなく「仮称：ひざヘバーデン」と表現して、医師と共に「関節リウマチ」やその他の病気と区別しているのです。

ヘバーデン結節のある人は**関節がもろい、変形しやすい、関節破壊が起こりやすい**、という特徴があるので、ひざヘバーデンで痛むときは歩かないこと、ウォーキングは控えるというより中止して、それ以上の損傷を防ぎます。

「ひざヘバーデン」に対する改善法は、すでに紹介した「歩ける90％の固定」による「足健療法」があります。サラシ包帯を用いてひざに「歩ける90％の固定」をすることで、その場から痛みが楽になり、普通に歩け、今日から治り始めます。是非試してみてください。

遠方で通院できない人は一度来院して、本当の原因と改善法を知った上で、後日自分でサラシ包帯やサポーターなどで同じ固定を繰り返すことで改善します。

身近なサポーターを用いて自分で未病のうちに改善する方法としては、次の方法があります。

①「テーピング靴下」と「免震インソール」で人間の土台に対し、「基礎工事」をする。
②「サラシ包帯」を自分で作り、３週間～１ヵ月巻き、その効果を確かめる。
③効果を実感できたなら、そのまま3～4ヵ月位続ける。
④さらに、良くなってきたと思ったら、「サラシ包帯の長さの半分」を巻き、その上から「ひ

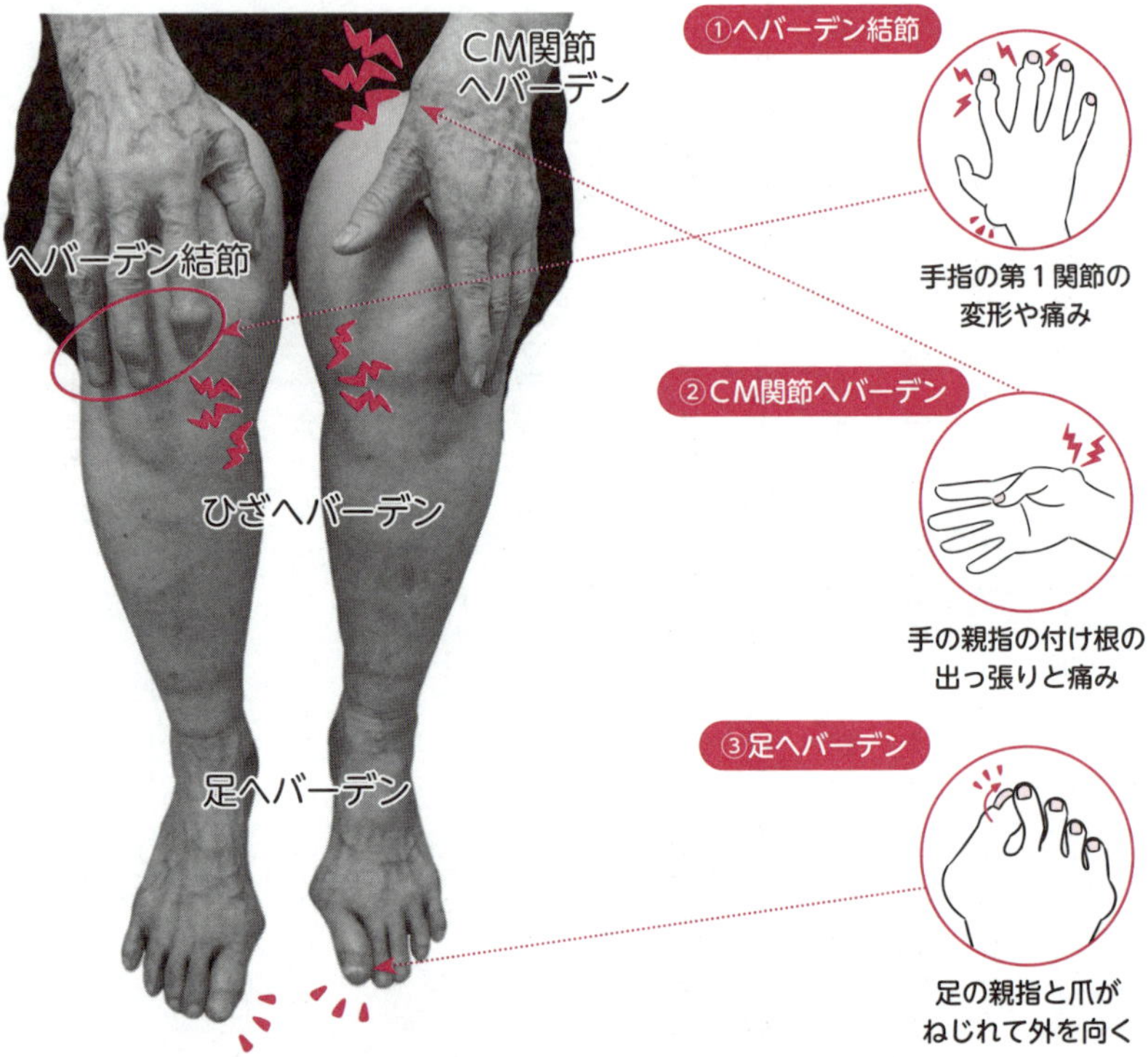
CM関節
ヘバーデン
ヘバーデン結節
ひざヘバーデン
足ヘバーデン
①ヘバーデン結節
手指の第１関節の
変形や痛み
②CM関節ヘバーデン
手の親指の付け根の
出っ張りと痛み
③足ヘバーデン
足の親指と爪が
ねじれて外を向く

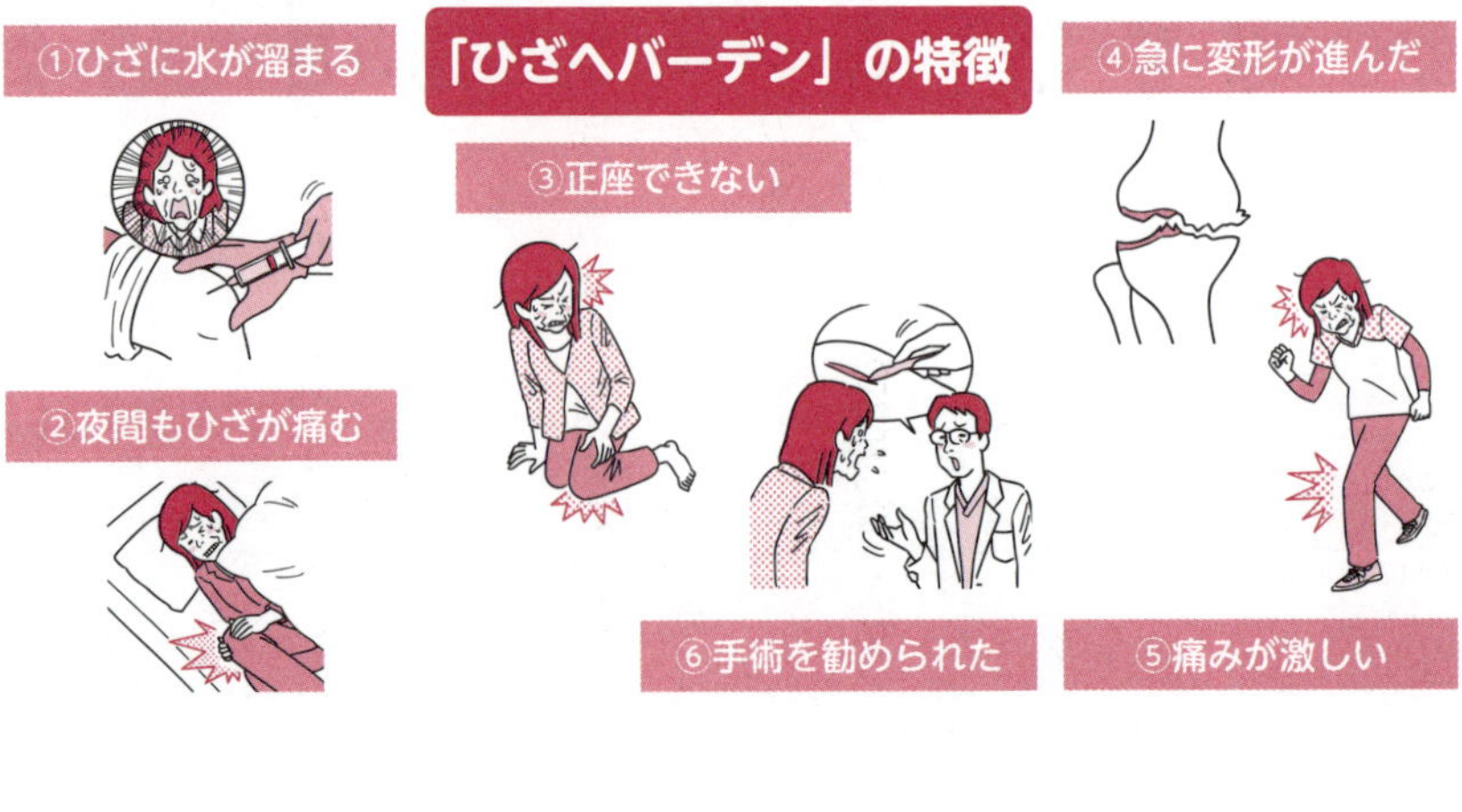
「ひざヘバーデン」の特徴
①ひざに水が溜まる
②夜間もひざが痛む
③正座できない
④急に変形が進んだ
⑤痛みが激しい
⑥手術を勧められた

ざ専用サポーター」を併用する。
⑤上手に巻いた「サラシ包帯」はその場から痛みが少なくなり、安心感と共に普通に歩いて日常生活を送ることができる。

ウォーキングによる股関節の痛みの治し方

私の接骨院にはちょっと長めにウォーキングをしただけで、股関節が痛くなったという女性の患者さんが多く訪れます。よく観察すると、「ヘバーデン結節」のある中高年の女性に集中して見られ、その割合は常に90％以上です。

はじめのうちは、立ち上がる時や歩き始めに痛みが走り、時々引っかかるような違和感があります。この段階では歩いて体が温まってくる日中は痛みが治まります。次第に立っている時や歩行中でも痛みが続き、股関節も動かしにくくなってきます。

これは「ヘバーデン結節」が股関節へ「転移」したことが原因で、関節軟骨がすり減り、股関節の隙間も消え、骨と骨がより強くぶつかるようになり、**「変形性股関節症」**と診断されます。

さらに「足へバーデン」による「かかとから着地」と「ねじれ歩行」も関係しており、悪化すると脚の左右の長さも違ってきて、股関節の外側にある大転子《だいてんし》が骨盤より出っ張ってきます。

こうなると安静にしていても痛みが強く、日常生活に支障をきたします。そうすると、ほとんどの人は人工骨頭置換術を考えるようになってしまいます。

私はこの症状をあえて「股関節へバーデン」と名付け、医師の指示をあおぎ「関節リウマチ」や先天性股関節症、またその他の病気とを区別しています(以降、「股関節へバーデン」と呼ぶ)。やはり、部分的(ミクロ的、X線)に診るのではなく、全体的(トータル的)に診ることの重要性を感じます。

まずは「へバーデン結節の有無を判断する3つのチェック」(P158参照)で確認してください。ひとつでも当てはまれば、「へバーデン結節」が股関節に転移したと考えられます。

早期の改善法は「サラシ包帯固定」か、またはこれに代わる「股関節専用ベルト」で、股関節へ繰り返される負荷重(破壊力)より安静度(治癒力)が上回る90%の固定をし、自然治癒力を最大限に発揮させ、そして医師の指示をあおぐことです。

早期に自分で簡単に改善する場合では、専用ベルトを二重にすることで、「90%の固定」に近づけることができ、「1日4000歩」歩いても大丈夫になります。

「股関節へバーデン」のメカニズム

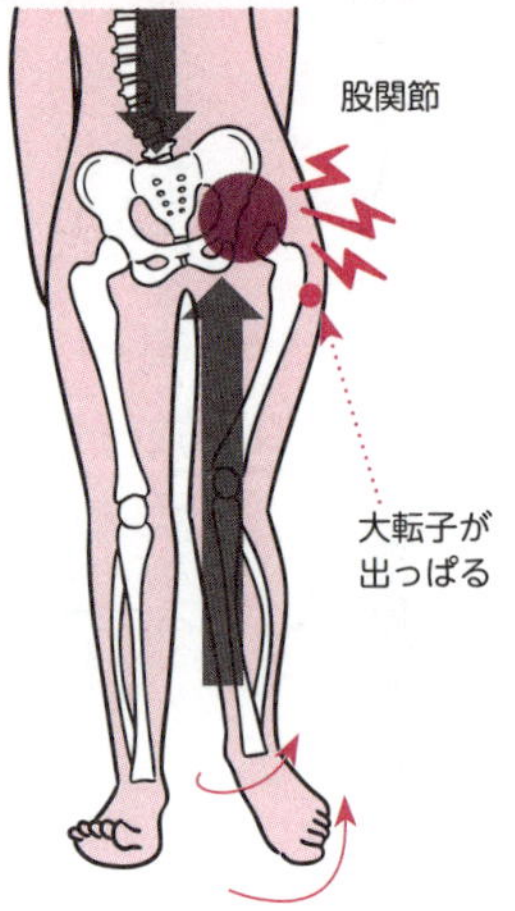

治らない腰痛「仮称：腰ヘバーデン」の治し方

中高年になると腰痛で悩んでいる人が数多くおられますが、体を動かしてウォーキングなどで改善しようとすると、ますます悪化しますので要注意です。

腰痛の最大の原因は「かかとから着地」と「ひざを伸ばしきって歩いている」ことで、これが「腰痛が起こる人」と「起こらない人」との「差」になっています。

重心のかかとへの片寄りとかかとから着地する歩き方は、腰にも「前・後差」「左・右差」「上下差」のどれかと共に骨盤にゆがみやずれを引き起こします。そこへ「かかとからの過剰な衝撃波とねじれ波」が繰り返されさまざまな腰痛が起きるのです。

「腰ヘバーデン」のメカニズム

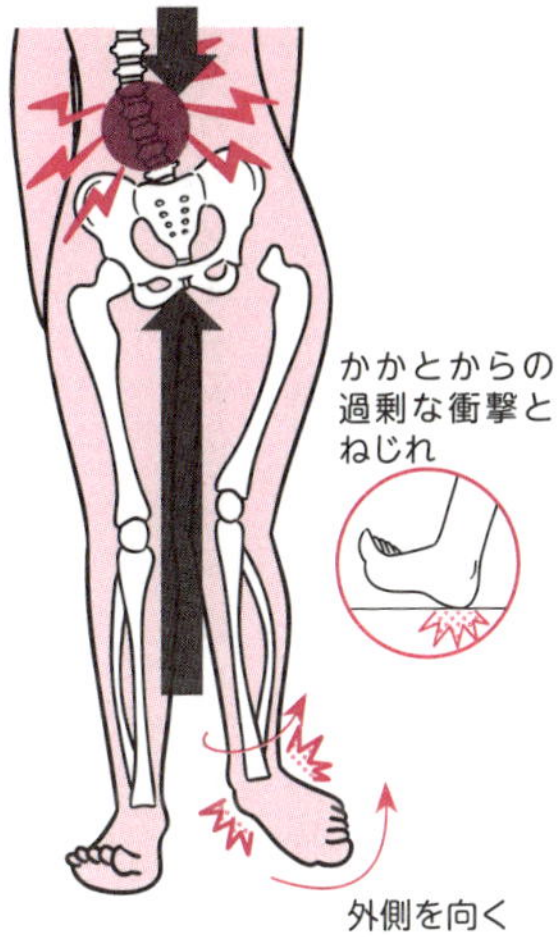

これに「ヘバーデン結節」（変形性関節症（炎））が腰に転移した場合、何年も治らない腰痛となり、さらに悪化、重症化していくのです。私はこれをわかり易く説明するためやむなく「仮称：腰ヘバーデン」と表現しています。「腰ヘバーデン」は治らない腰痛、ヘル

ニア、分離症、すべり症、脊柱管狭窄症《せきちゅうかんきょうさくしょう》の隠れた原因になっています。

40歳以降の男性も女性も治らない腰痛で悩んでいたら、「腰へバーデン」を最初に疑いましょう。男性は手より先に腰やひざから始まる場合が多く、わかりづらいので注意してください。

改善法は、

①「足裏から腰部とのバランス」を整え、免震インソールで足に基礎工事をする。

②足裏から腰部と全身の血行促進を図り、回復時間を早める。

③サラシ包帯を用いて股関節と腰部を固定し、腰部の負荷重（破壊力）より安静度（治癒力）が上回る「90％の固定」で、自然治癒力を最大限に発揮させる。悪化、重症化している場合は、「サラシ包帯」を二重にするか、または「専用ベルト」を二重にすることが必要です。

身近なサポーターを用いて自分で早期の未病のうちに改善する方法としては、次の方法があります。

①「3本指テーピング靴下」で足裏のバランスを整える

②スニーカーの中には「免震インソール」を入れ「ストレッチ運動」で血行促進を行う

③「専用股関節ベルト」（巻頭口絵P7参照）を使用し、痛みが著しい場合は「股関節」と「骨盤全体」を二重に巻き、「サラシ包帯固定」に近づける

詳しくは『50歳からの脊柱管狭窄症は90%の固定で治る!』（自由国民社）を参考にしてください。

肩の痛みも「肩関節ヘバーデン」を疑う

中高年になると「五十肩（肩関節周囲炎）」で悩む人が多く、私の接骨院にもよく相談に来ます。肩関節の周囲に炎症が起こり、筋肉と共に関節の運動可動域が狭くなり、腕が背中に回せないなど動きづらくなるのが特徴です。ひどい痛みで何日も寝られないということはまれであり、何もしなくても半年から1年くらいで改善してきます。

そんな状況なので、「五十肩」の人は加齢が原因として諦めて、痛みがあっても日々のウォーキングに励んでいるケースもあります。

「肩関節ヘバーデン」の症状

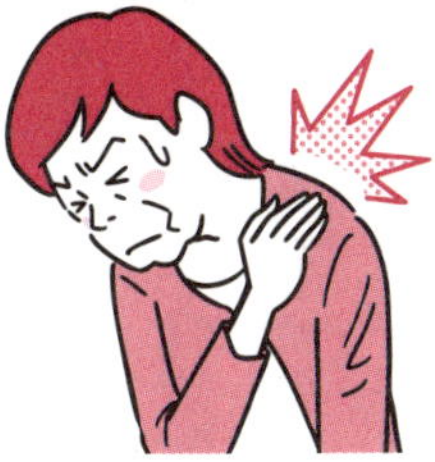
ジッとしていても痛い

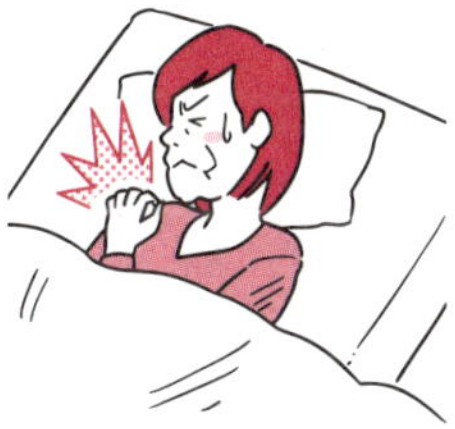
激痛で眠れない

一方、「手のヘバーデン結節」が肩関節に転移した場合は、筋肉の付着部にある腱板、その一部や全体に炎症または断裂が起こります。一般的には、「腱板損傷《けんばんそんしょう》（炎）」「腱板断裂《けんばんだんれつ》」と呼ばれて、腕を水平に上げる力が弱くなります。

私は「ヘバーデン結節」が隠れた原因になっている場合をやむなく「仮称：**肩関節ヘバーデン**」と名付け、五十肩や関節リウマチ、痛風、その他の原因と区別しています。

「肩関節ヘバーデン」による腱板断裂、腱板損傷（炎）は運動可動域が狭くなることはあまりなく、普通に動く場合がほとんどです。慢性的に進行していく場合は無痛性で特に痛みませんが、**急性の炎症期の場合はひどい夜間痛で何日も何ヵ月も寝られないという日が続き、とても苦しみます。**この場合には、肩関節の痛みと歩行は別物と勝手に判断して、日々のウォーキングを続けていると、さらに悪化することもあるので注意してください。

「肩関節ヘバーデン」の特徴としては、

①腕を上げた角度で引っかかり、激痛がして、その後も痛みが続く
②肩を動かした時、軟骨がゴリゴリと擦れる音がするが、腕は背中に回る
③腕を横に上げた時、少しの抵抗を加えただけで腕が下がる
④夜間痛が著しく、何日もまたは1ヵ月以上寝られない
⑤40歳以降で、「ヘバーデン結節」のある女性に集中している

があげられます。

なぜ腱板が切れたり、炎症を起こしてしまうのかは一般的に言われているような、加齢によ

る変性や個人差が原因ではありません。ケガなどの外傷がはっきりしている場合はすぐ原因を特定できますが、**「肩関節ヘバーデン」は原因を特定できないため、原因が曖昧になり、五十肩と間違えやすいのです。**

「肩関節ヘバーデン」による「腱板損傷（炎）」や「腱板断裂」は夜間痛が著しいため仰向けで寝る時、肘が落ちないようにクッションやタオル、セーターなどで支え、肩関節を安定させます。

日中は骨折をした時のように、「肩」をスカーフなどで吊り、「肩関節」を安定させます。炎症を止め、それ以上の損傷を防ぐことを最優先することです。日々のウォーキングも中止して、肩の激痛が長く続くようなら早めに医師の診断を受けることが大事であり、肩の痛みをすぐ「五十肩」と決めつけないことが大切なのです。

「著しい身長の短縮」「猫背」「側湾症」の治し方

ほとんどの人が健康のためにウォーキングを始めるのですが、場合によっては逆効果になって慢性痛や不調になってしまうと説明してきましたが、実は姿勢や背骨にも悪影響を与えてしまいます。

例えば、次のようなケースも見られます。

・「中高年の女性で**身長が6センチ以上短縮**していたことに驚いた」

・「**猫背**が一段と進んでしまった。これ以上悪化するのが心配」

・「**背骨が横に曲がる「側湾症」**と診断された。見るのも嫌だ」

こんな症状を訴える患者さんが多くいます。

なぜ自分だけが、急に姿勢がこんなに悪くなったのか原因がわからず、不思議がっています。「急に始めたウォーキングがいけなかったのか?」「かかとから着地する歩き方に問題があったのか?」「歳のせい、骨粗鬆症なのか?」など、その本当の原因を知りたがりますが、受診した医療機関の説明にも納得がいかず疑問を感じてしまいます。

なぜなら、自分より長くウォーキングをしている人や同じような日常生活をしている周りの人も、良い姿勢を保っている人が多くいるからです。

一般的には「いつの間にか骨折」(圧迫骨折)、「骨粗鬆症」が原因と説明されますが、これで納得するには不充分なのです。

「へバーデン結節」の人は軟骨が変形しやすい、もろい、つぶれやすいという特徴があり、そこへ「かかとからの突き上げ」が加わったことが本当の原因です。

このように**「身長が4~10センチ短縮する人」**、**「ひどい猫背や腰の曲がり」**、**「ひどい側湾症」**

を起こす人は共通して、「ヘバーデン結節」が隠れています。

ですから**「ヘバーデン結節」の有無を判断する「3つの自己チェック法」（P143参照）**と一致する人はすでに複数の関節に変形性の慢性痛があり、長年悩んでいるので、日々のウォーキングには注意する必要があります。

「ヘバーデン結節」（変形性関節症（炎））は全身性（全身に起こる）であり、姿勢の悪い背部に転移し、悪化させたことが隠れた本当の原因だったのです。

私はこれをまとめて「背部ヘバーデン」と名付け、医師と共に「一般的な猫背や側湾症」、「関節リウマチ」、「脊椎カリエス」やその他の病気が関係する原因と区別しています（以降、「背部ヘバーデン」と表現）。つまり「背部ヘバーデン」の有無が、「背骨が変形する人」と「変形しない人」との「差」だったのです。

猫背や身長が短縮する人は「ヘバーデン結節」が隠れている

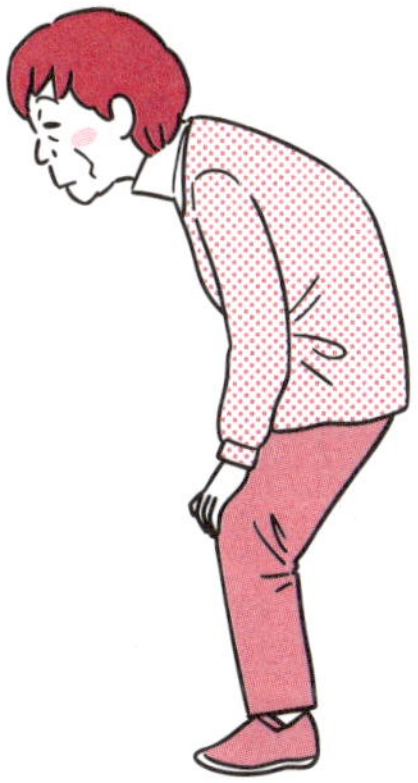

改善するには、あしけん療法の施術の流れを表現する「フットケア整体」の最後に「第1の土台」となる「足裏」へ基礎工事をし、「第2の土台」となる「股関節の外側『大転子』部」をサラシ包帯や専用「股関節ベルト」で固定します。これにより、初めてその上

に乗る背骨を安定させることができます。保存的な改善法はこれ以外ありません。

自律神経失調症、うつ状態の治し方

体の不調と自律神経は深い関係があるので、ウォーキングで体調を整えて自律神経の働きを良くしようとする人が多いようですが、ここにも落とし穴があります。歩けば歩くほど自律神経が不調になり、体調を悪くするというケースです。

人間の身体は重力とのバランスで保たれていて、土台である足裏の不安定は最上部、つまり頸椎で補っています。

地震の「長周期地震動」の原理で説明すると、建物の1階の揺れは小さくても、その最上部は大きな揺れに変わるというメカニズムによって、**最上階である首にゆがみ、ずれが起こったことが原因で、首の後ろの頸椎に過度の衝撃が伝わり、自律神経が誤作動を起こします。**

日々のウォーキングで自律神経の機能を司る頸椎にストレスが伝わることによって、**不眠**をはじめ、**首こり**、**肩こり**、**頭痛**、**めまい**、**耳鳴り**、**難聴**を訴える人が急増しています。

私の接骨院に転療する自律神経失調症やうつ状態と診断された人たちに対し、その原因を追

首の異常で自律神経の失調やうつ状態が発症

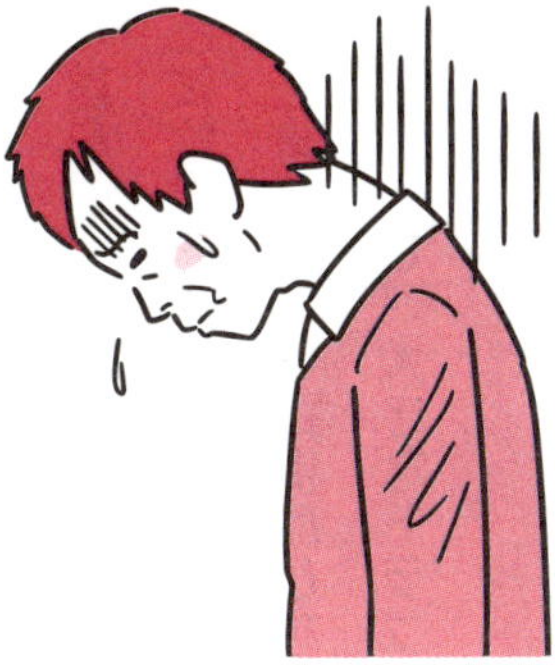

うつ状態（本来のうつ病とは異なる）

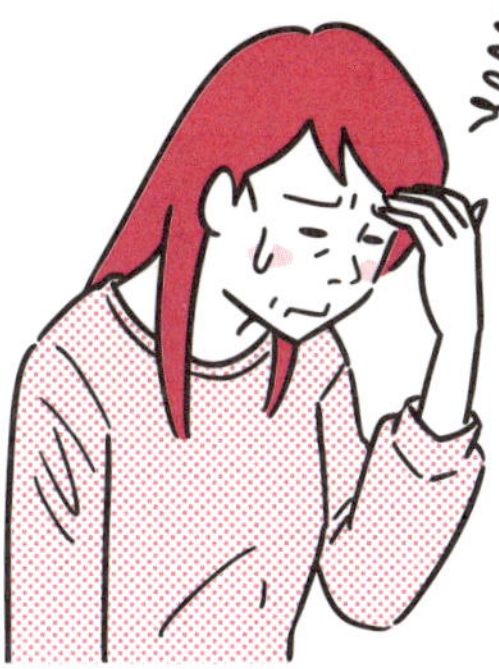

自律神経失調状態

究していくと足にたどりつきます。足を見ると、若い人から高齢者までほぼ全員が外反母趾、浮き指、その両方が合併している外反浮き指、足ヘバーデン、扁平足です。私はこれを足と首との関係から**「足頸性自律神経失調状態」**、**「足頸性うつ状態」**と呼んでいます。

また、40歳以降の女性では、「手のヘバーデン結節」が遠く離れた首にも転移し、「頸椎症《けいついしょう》」を起こしています。私はこれを「仮称：**首ヘバーデン**」と名付け、「関節リウマチ」やその他の原因と区別しています（以降「首ヘバーデン」と表現）。

この場合も「ヘバーデン結節の有無を判断する3つの自己チェック」をし、ひとつでも当てはまっている場合は「首ヘバーデン」が考えられます。

「頸椎症」を起こす「首ヘバーデン」は要注意です。「首がよく回らない」「朝起きた時から首の調子が悪

い」「回すと片方だけ引っかかる」など、首の変形とともに運動制限が見られます。自分でも首にゆがみ、バランスの崩れに伴う変形があることを本能的に知っています。

さらに、首を引っ張る牽引療法で気分が悪くなったり、また整体やカイロで首をボキボキとされることに危険を感じ怖がります。

「首へバーデン」に伴う頸椎症がある人に整体やカイロを行い、それがひどいむち打ちの後遺症状態を引き起こし、大きなトラブルや医療事故になっている事実があります。

そんな悲惨な状態にならないためにも、「足健療法」によって、第1の土台となる足裏に免震ウォーキングを助ける「基礎工事」をして、第2の土台となる大転子部を「専用ベルト」で固定してから、もうひとつ専用の「首サポーター」で首のつっかえ棒をして、首を守ることで自然治癒力を最大限に発揮させるのです。これを治療の最優先にすれば、その場から首が楽になり安心感とともに首と頭がすっきりします。

身近なサポーターを用いて自分で未病のうちに改善するには、次の方法があります。

前項の猫背や姿勢の改善方法と同様に①、②、③の施術（P１６６参照）後、④専用の「首サポーター」で、頸椎に繰り返される「重力の負担（破壊力）」より「安静度（治癒力）」が上回る「固定」で、自然治癒力を最大限に発揮させる

ここで注意したいのは、「サポーター」については、昼間は「重力」と戦う武器として使用し、

就寝時の夜は「重力」と戦わない（無重力状態）ので外すということで、これを辛抱強く繰り返すことが大切です。枕は低く2～3センチ位にしてください。

男性はヘバーデン結節が見落とされがちで一番危ない！

この章の最後に、ほとんど知られていない「男性のヘバーデン結節」について紹介しておきます。男のヘバーデン結節は女性の患者さんと比べて1割から2割くらいで少なく自覚症状がない人が多いので、そのまま日々の歩行やウォーキングを繰り返していると、重症化してしまいます。

男性の場合、手指からヘバーデン結節を発症することは少なく、手指より**ひざや腰など身体の各部分から発症する**ので見落とされがちで、ヘバーデン結節だと気づかないうちにまず姿勢が悪化します。

私の治療経験からすると、ヘバーデン結節のある男性がウォーキングを始めたら、足やひざ、腰に痛みと腫れ、時には熱感を伴う原因不明の変形性関節症を起こしてしまった、という例がかなり多く見られます。

具体的な例として、かかとから着地する日々の歩行やウォーキングは原因不明の変形性ひざ関節症や半月板損傷《はんげつばんそんしょう》、さらには腰椎ヘルニア、分離症、すべり症、狭窄症、また頸椎症の隠れた本当の原因になっていますが、伝統医療や治療家をはじめ患者さんまでヘバーデン結節とこれらの損傷との関係性に気づいていません。

繰り返し説明しているように、ヘバーデン結節は、小さな関節であってもれっきとした「変形性関節症」であり、全身性（全身に発症するもの）で、さらに同時性（複数の関節に同時に起こる）なのです。

重要なこととして、男性は手より先に遠く離れた足やひざ、腰、首などから変形性関節症が発症する場合が多く見られますが、女性の1～2割と発症率が低いため、気づかず見落とされています。

そもそもヘバーデン結節は「手の第1関節だけが太く変形するもの」「女性だけに起こるもの」で、「男性は心配しなくても良い」という先入観が誤りなのです。

ひざも同様に原因不明の変形性ひざ関節症「仮称：ひざヘバーデン」を起こしてしまいます。腰や頸部も同じパターンで発症しています。

しかし、本当の原因がわからず、「歩ける90％の固定」という根本療法がなされないのです。そして良くならないため、何年も悩んだ末、遠方にもかかわらず一大決心をして他の医療機関からやっとの思いで転療してくる男性の患者さんも本当に多くおられます。皆、原因と症状と

「男性のヘバーデン結節」は足から始まることも多い

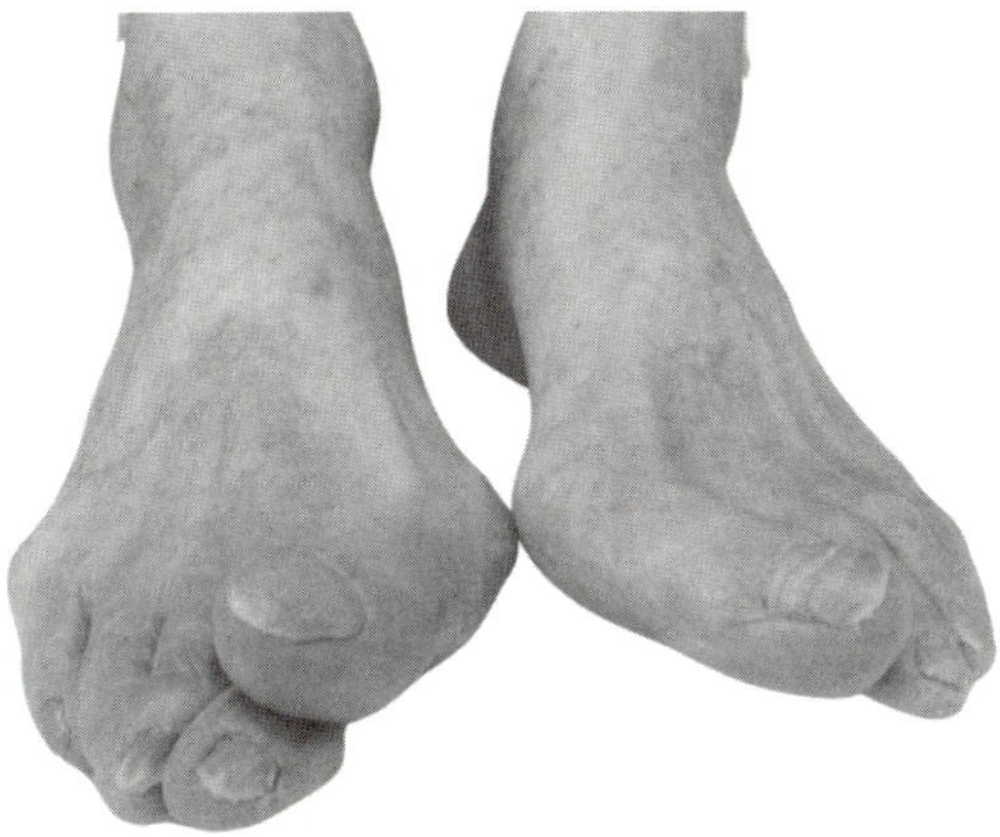

足に転移した「仮称：足へバーデン」

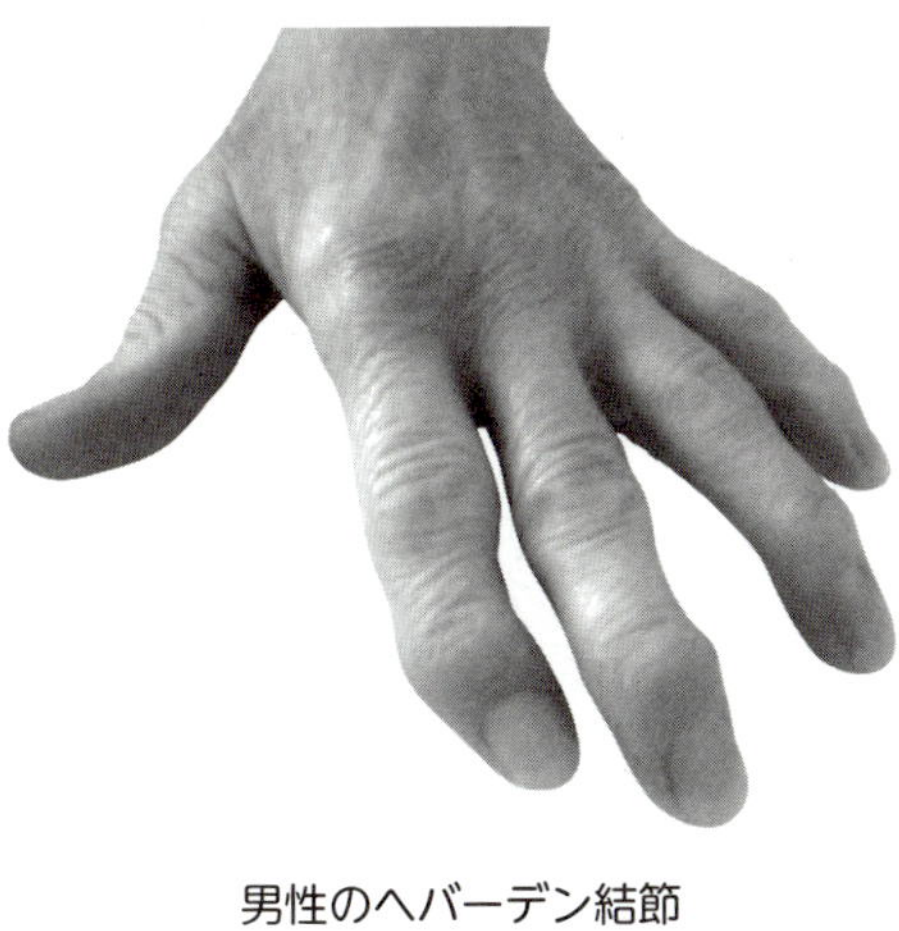

男性のヘバーデン結節

が一致しない原因不明の変形性関節症に悩んでいるのです。

急性期（炎症期）の場合は、最初から痛みや腫れがあり、それなりに安静を保つことができますが、慢性的に進行していくヘバーデン結節（変形性関節症）の場合は、痛みがなく、自覚症状がないか、または少ないのでウォーキングとヘバーデン結節（変形性関節症）との関係性が見落とされてしまいます。

改善方法は女性の場合と同様に、足健療法で重力の負担（負荷重）を軽減し、自然治癒力を最大限発揮させる「歩ける90％の固定」をすれば、その場からすぐに改善が始まります。（P123参照）

男性でヘバーデン結節のある人はその症状の程度によって、日々のウォーキングの適正歩数も変わってきますので注意してください（第2章・P91「⑤男性で「ヘバーデン結節」がある人」を参照）。

第5章

あなたの年齢に適した歩数と歩き方とは？

足から健康であれば、幸せと心の安定が得られる

私は職業柄、骨格にゆがみ（バランスの崩れ）のある患者さんを多く診てきました。骨格がゆがんだり、姿勢が崩れたりする原因が「足の異変」にあることを教え、**日常生活の中に「免震ウォーキング」を取り入れることも長年指導してきました。**

その結果として、姿勢がよくなり、足の痛みをはじめひざの痛み（ずれ、かみ合わせ）が、正常になることで、多くの人が改善した「事実」を見てきました。これは股関節や腰部、背部、頸部についても同様でした。

やはり最優先すべきは**「足と健康との関係」**です。**健康でありさえすれば幸せや心の安定が得られます。**

自分が健康で幸せ、そして心の安定を保てると他の人にも分け与える余裕が出てきます。

本書の中であなたの症状と一致する部分が多くあったと思います。心に残るような感覚があったら、それを先送りにしたり現状維持するのではなく、ひとつひとつの意味をよく考えて心の素直さを持って取り入れてください。

そうしてこれまでの「かかと着地」という先入観を見直すことで、健康の盲点や落ち度にも

気づくと思います。

「足から未病のうちに改善」という知識を活用して健康寿命を延ばし、「10歳若く生きる」ことで自分と社会に貢献することができます。新しい知識「免震ウォーキング」は人類の未来を明るくする原動力になるのです。

40歳代からは「足と歩き方に関心を持つ時期」

これから高齢化社会を迎えるにあたっては、健康のためのウォーキングであっても老若男女同じ歩数を歩けばよいというものではありません。老壮青など年齢によって歩数や歩き方も変わってきます。ウォーキングをする人にとって年齢別に適正な歩数を歩くことが重要で、自らの健康と直接関連してくるので、その適切なウォーキングのやり方を、ここから詳しく紹介していきましょう。

まずは「免震ウォーキング」を心掛けるために、これまでに紹介してきた準備運動や足裏の異変の改善方法を施してから、日々のウォーキングを始めてください。

そうしないと、健康のために始めた日々のウォーキングが、慢性痛や自律神経の不調を起こしてしまいます。

「自分の足」と「歩き方」に関心がないのは健康に関心がないのと同じですが、中年に差しかかる「40歳代は足と歩き方に関心を持つ時期」です。

40歳代になると外反母趾《がいはんぼし》、浮き指《うきゆび》、扁平足《へんぺいそく》、「仮称：足へバーデン」などに伴って足裏の不安定がはっきりと自覚できる年齢です。これに比例して、足底筋群も減少し、踏ん張り力も大きく低下して重心もかかとへ片寄って体のバランスも崩れてきます。

踏ん張り力が低下すると、足裏のセンサー（メカノレセプター）からの情報が脳へと伝わり、脳から全身に伝えられる情報が上手く伝わらなくなります。

こうなると、さらに運動量が減り、足裏の不安定度が増し、全身の筋肉量も減少してしまいます。この悪循環により、体力の衰えを実感し始めます。

その結果、次のような悪いメカニズムが起こるのです。

①身体に「ゆがみ、バランスの崩れ」が起こり、姿勢が悪くなってくる

②そこへ、「かかと着地」による「かかと」からの「過剰な衝撃波とねじれ波」という破壊のエネルギー（介達外力）が蓄積されてしまう

③日常生活の中で「反復」（繰り返し）される

体の限界を超えた時、原因のはっきりしない痛みや不調、自律神経失調症、うつ状態が起きてしまうのです。これが、日々の歩行やウォーキングで発生する慢性的な痛みや不調の隠れて

いた本当の原因なのです。

これに、国民病と言っても過言ではない「ヘバーデン結節（変形性関節症）」の全身性（転移仮説）が加わることでますます進行し、さまざまな変形性関節症（関節リウマチは除く）が起こります。

40歳代はこれらの症状が出始める年齢で、**歩くことによって、「より健康になる人」と「逆に痛みや不調で悩む人」とにわかれます。その「差」を理解するかどうかによって、今後の人生が変わってしまう時期なのです。**

40歳からは「足」と「歩き方」に関心を持つことが必要です。老後の健康を気にし始める40歳代はこのことを念頭に置き、**早めに「免震ウォーキング」に変え、これを習慣づけておく**ことが大切です。

巷で言われているようにどんな人でも「1万歩、歩くことで健康になれる」というものではありません。40歳代は、歩くことによって「健康になる人」と、「逆に痛みや不調が起こる人」との「差」を理解する年齢なのです。

40 歳代は足と歩き方に関心を持つ時期

宇宙で輝く星々にも重力を基に一定のバランスを保っている

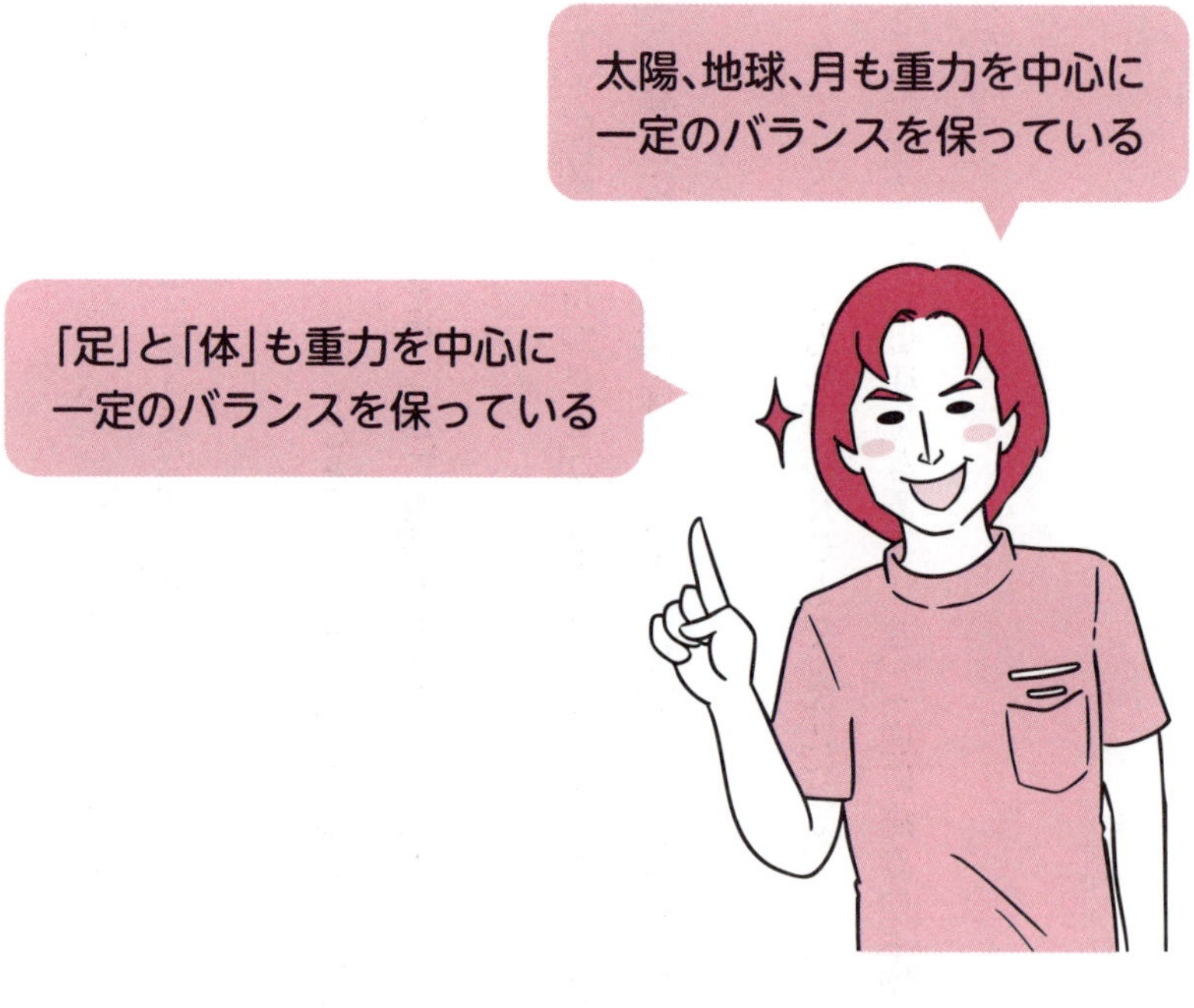
太陽、地球、月も重力を中心に
一定のバランスを保っている
「足」と「体」も重力を中心に
一定のバランスを保っている

足と歩き方に関心がないのは
健康に関心がないのと同じ

50歳代からは「免震ウォーキングで10歳若く生きる」

50歳代になると「歩き方」が変わります。若いころの20歳代、30歳代には思いもしなかった歩行力の低下や筋肉量の減少、**体力の衰えを日常生活の中で急に感じるようになります。また何事も「年のせい」などと言い訳をしたり、やり過ごしがちになってしまいます。このまま何もしないでいると本当に老けてしまいます。**

50歳代であっても**免震ウォーキング**に変え、**週３回30分早歩き**すれば、**「若返りのホルモン」**が分泌され、身体年齢も10歳若くなります。歩行やウォーキングを安全に、そして健康へと導くのが「免震ウォーキング」なのです。

「50歳代からの心得」として、自然治癒力を最大限に発揮させる方法とは何かを考えなければなりません。ちょっと難しくても重力を中心に**「自然治癒力の３原則」を学問的に考える年代なのです。**

「自然治癒力の３原則」とは次のような項目です。

①「足裏のバランス」を整えた「免震ウォーキング」から、患部や全身を「重力とのバランス」で整え、姿勢と共にゆがみやバランスの崩れを改善し、体力をつけて自然治癒力を発揮さ

せる↓【構造：「縦×横×高さ」のバランスを整える】

②「足裏のバランス」を整えた「免震ウォーキング」は、関節を守り、全身の血行促進を促すことで、老化を遅らせ、恒常性や新陳代謝を助け、回復時間を早めて自然治癒力を発揮させる↓【時間：「過剰な衝撃波×ねじれ波」から関節を守る】

③人間の土台に基礎工事をしてから、患部に対し、「重力の負担度（破壊力）」より、「安静度（治癒力）」が上回る歩ける「90％の固定」で、患部の環境条件を整えて自然治癒力を発揮させる↓【環境＝「環境条件×」を回復させる】

歩行やウォーキングをしながら、自分の健康状態を保ち10歳若く生きるには、常に「重力とのバランス」を考えて、そして「重力とのバランスとは何か」を理解するのです。「重力とのバランス」とは、次の3つのことです。

①構造＝縦×横×高さのバランス
②時間＝衝撃×ねじれのバランス
③環境＝環境条件×のバランス

地球も人間と同じように「構造」×「時間」×「環境」で成り立っているということを理解してください。

50歳代は免震歩行で10歳若く生きる

歳をとりたくないからこの3つで重力のバランスを保つ

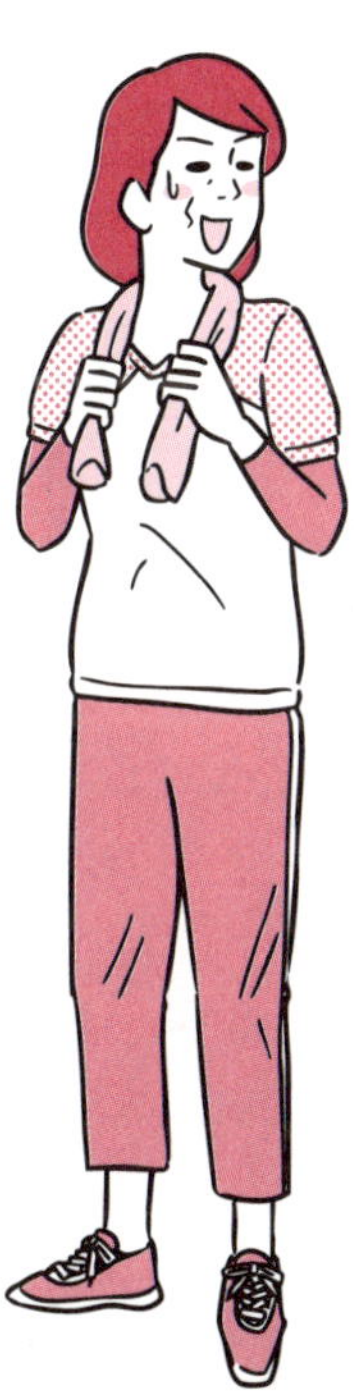

歩くと筋肉が鍛えられ、
疲れにくくなる

逆に歩かないと筋力が衰え、
疲れやすくなる

①構造のバランス（姿勢）
②時間のバランス（血行）
③環境のバランス（運動）

姿勢と血行をよくする免震歩行

3つの中でひとつだけ行っても、2つだけ行っても充分ではありません。常にこの「自然治癒力3原則」の3つが同時に行われてこそ、初めて本当の健康への道が開けてくるのです。

50代ではまだ余裕を持ってこれからの人生、どんなことに注意を払って健康を追究していくのか、その方向性を描くことができる年代です。「足と健康との関係」、その知識の理解と行動次第で健康寿命を10年延ばすことができます。

60歳代からは「ヘバーデン結節の有無で歩数を調整する」

60歳代以降の女性の身体を全体的にみた場合、**ヘバーデン結節が5人にひとり**の割合で見られます。これが歩行やウォーキングに深く関係しています。**何回も言いますが、「ヘバーデン結節」のある人は「かかとから着地する歩き方」をしていることが多く、これが最も危険なのです。**こんな状態の人は、1日の歩数は4000歩以内で留めましょう、それ以上は悪影響になります。

60歳代はウォーキングの前にまず、手の第1関節が太く変形する「ヘバーデン結節（変形性関節症）」が全身に「転移」していないかどうか、「**ヘバーデン結節有無のチェック法**（P143参照）」でチェックすることが大切です。そうすることで、**自分の健康状態とヘバーデ**

ン結節の関係がはっきりと自覚できる年代だからです。

よくあるケースでは、手指の「ヘバーデン結節」が遠く離れた足に転移し「ひどい外反母趾：足へバーデン」となり、さまざまな足の痛みの隠れていた本当の原因になっています。

「ヘバーデン結節」は全身性（全身に発症する症状）であり、同時性（同時に発症）であるため、「変形性膝関節症《へんけいせいしつかんせつしょう》」「変形性股関節症《へんけいせいこかんせつしょう》」「変形性腰椎症《へんけいせいようついしょう》」に伴うヘルニア、分離症、すべり症、腰部《ようぶ》脊柱管狭窄症《せきちゅうかんきょうさくしょう》を発症させます。

さらには猫背や背骨が著しく曲がる姿勢の悪化と身長の著しい短縮、頚椎症によるさまざまな不調、五十肩ではない肩関節の強い痛みなども複数の関節に同時に起きています。

多くの患者さんは手指のヘバーデン結節と身体全体の不調の関係性がわからないのでなかなか理解できませんが、私の50年以上に及ぶ施術経験によると、これらの症状を起こす隠れた本当の原因にもなっていると言えるのです。

自分の症状や治療方法に疑問や矛盾を持っている人は、「ヘバーデン結節の有無を判断する3つのチェック」を自分の身体に照らし合わせてチェックすることで、はっきりと自覚でき、確信できると思います。また、手より先に身体の各部の関節から発症する「ヘバーデン結節」もあり、統計的に判断すると常に90％以上の割合で一致するので、ひとつの科学的根拠と言っても過言ではないのです。

60歳代は「ヘバーデン結節」の有無で歩数を調整する

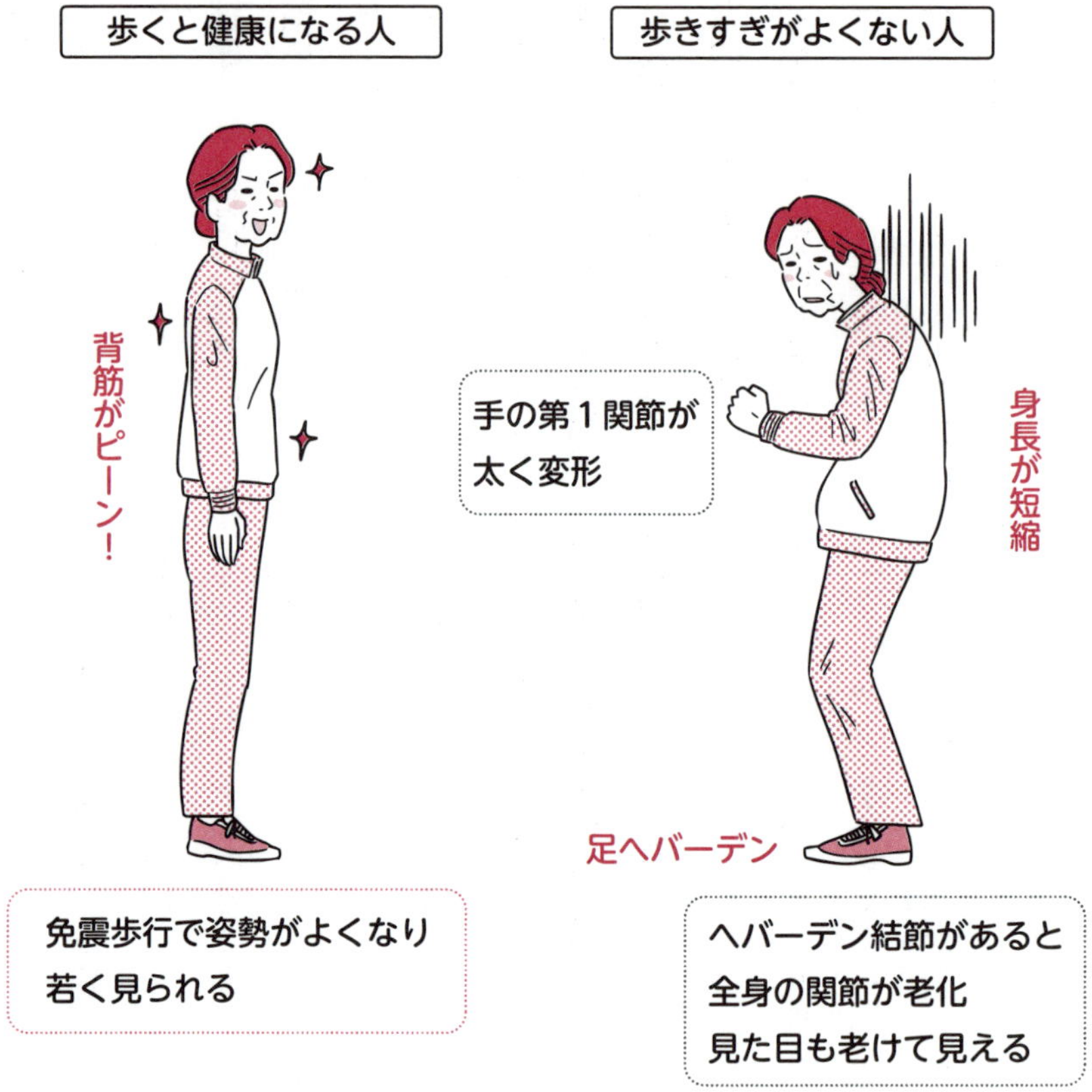

同じ年齢にもかかわらず若く見える人と、老けて見える人との差は「ヘバーデン結節」の有無にあった

１回の「かかとから着地」する時に発生する「破壊のエネルギー」は小さく自覚することはできませんが、半年、数年と時間経過と質量を伴い蓄積されていくと「大きな破壊のエネルギー」となることを理解してください。**60歳代は「慢性痛とヘバーデン結節との関係」をより深く実感できる年齢なのです。**

70歳代からは「歩くことで老齢期に備える」

「**70歳代は老齢期に備える**」という考え方が一番強くなる年代です。「人の世話になりたくない」「最後まで自分の足でトイレに行けるようにする」には何をどうすればいいのかを考え、迷う時期でもあります。

また、60歳代と同様に「ヘバーデン結節のある人」はすでに運動器系の障害（ロコモティブシンドローム）に悩んでいる人も多く見られます。

これまでの人生をふりかえった時、なぜ「同じ年齢」「同じような生活環境下」にもかかわらず、「自分だけ周りの人に迷惑をかけるようになってしまったのか」「なぜ、友達はみんな元気なのか？」、**その答えを過去の生活環境から見つけようとしますが、そこに答えは見つかりません。**

このような人は周りを見てまず、「運動器系の障害（ロコモティブシンドローム）で介護が必要になってしまった人」と、「まったく無縁な人」とにわかれることを知り、その「**差**」**から答えを探すことです。**（65歳の時に比べ75歳では介護される割合が7倍高くなります）

その答えが「ヘバーデン結節の有無」にあるのです。それを力学的に説明すると、このようなメカニズムが隠れています。

①「なぜ慢性痛が起こったのか……？」

足裏の不安定を補うため、体に「ゆがみ、バランスの崩れ」が起こり、これに「かかとから着地する歩き方」による「過剰な突き上げ」が日常生活で繰り返された結果、関節にすり減りや変形が起こり、原因のはっきりしない痛みや不調が起こる。ここまでは一般的な原因である。

②次に「なぜ変形性関節症が起こったのか……？」

「ヘバーデン結節の発症」が隠れた原因となり、変形、関節破壊などが重症化し、さらに人工関節、人工骨頭などの置換術を受け、人の世話を受ける身になった。これが「ヘバーデン結節（変形性関節症）の全身性（同時性）」である。**これほど深く健康寿命に関係しているにもかかわらず、ほとんど知られていない。**

③最後に「なぜ治らなかったのか……？」

歩ける「90％の固定」で自然治癒力を最大限に発揮させることができず、対症療法、癒し的な行為を正しい治療法と錯覚したため進行、悪化させてしまった。「重力の負担度（破壊力）より安静度（治癒力）が上回る90％の固定」をすると、人は治るように最初から設計されている。これもほとんど知られておらず、薬やサプリメント、保温だけのサポーターに頼ってしまう人が多い。これが「75歳の壁」といわれる本当の理由。

「**自分で改善できる３つの方法**」を簡単に説明すると、次のようになります。

①「カサハラ式３本指テーピング靴下」と「免震インソール」で足裏の「基礎工事」をしてから、**ひざを1、2センチ上げる感覚で早めに歩けばよい**。これが「免震ウォーキング」であり、あえて時間を作る必要はなし。

②**痛みや変形がある関節に「サラシ包帯」や「専用サポーター」を用いて歩ける「90％の固定」をすればよい**。患部が動かせなくなる１００％の固定ではなく、動かせる余裕のある90％の固定こそが自然治癒力を最大限に発揮させることができる。

③とにかくプラス思考ですべてをできるだけ肯定的に受け止め、**自分のことは自分でこなし**、自ら人の輪の中に入って行動することで社会とのつながりを持ち、生活環境を整える。

このように70歳代であっても**「免震ウォーキング」と歩ける「90％の固定」**を実行することで、老齢期における**健康寿命を10年延ばすことが可能となる**のです。

70歳代は歩くことで老齢期に備える

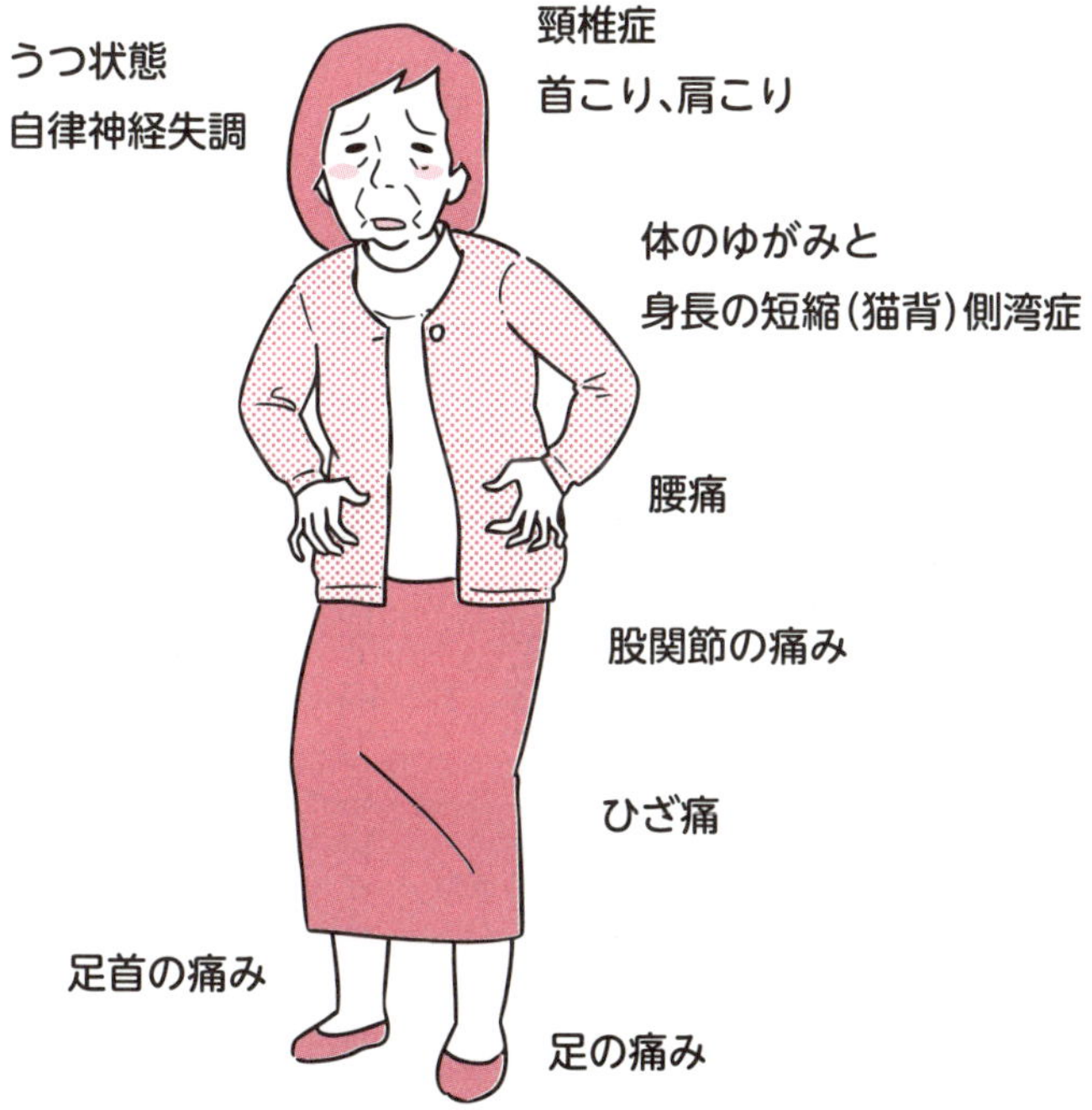

足裏の基礎工事と歩ける「90％の固定」で

①痛みと炎症を止める

②それ以上の変形、関節破壊、老化を防ぐ

③長めの固定で変形した骨を
　30％回復させる

80歳代で「ヘバーデン結節があっても良い人生に変えられる」

現代の80歳代は以前とは比べものにならないくらい若く見え、元気な人がいます。仕事も趣味も現役のまま続け、楽しく生きがいのある人生を送っている場合も多く、このような人はヘバーデン結節や関節リウマチもなく、まだまだ7000歩位は歩くことができる人たちです。

通常の健康体なら1日1万歩ですが、80歳代で筋力も衰えてくるので少し歩数を減らし**7000歩くらいが丁度よい**のです。

しかし、問題なのは80歳代でヘバーデン結節（変形性関節症）の症状がひざや腰など複数の関節に強く出ている人です。早くから運動器系の障害でずっと悩まされ、これが75歳の壁となり要介護になってしまった人も多くいます。そして、原因もわからず治療法にも納得がいかなくなり、医療や治療に疑問や矛盾を感じ、人生に希望も失い、惰性的に治療を受けたり、諦めの日々を送ったりしている人も多いです。

このような人は、自分の思いとは別に歩くこともままならない状態ですが、それでも歩数の目標を立ててしまいます。このままの状態で歩けば、確実に悪化させますが、**足裏に第1の「基礎工事」と股関節に第2の「基礎工事」をすれば安心してウォーキングできます。**

まず、「3本指テーピング靴下」と「免震インソール」を用いて、痛みのある患部には歩ける90％の固定となる「サラシ包帯」や「専用サポーター」をつけて、1日1000歩の目標を立て歩きます。これを繰り返すうちに次第に体力が付いてきて杖もいらなくなり、４０００歩は楽に歩けるようになる人も多いのです。ですから80歳代でヘバーデン結節がある人は、**1000歩から始めて4000歩を目標にする**ことです。

患者さんに失礼な表現をして申し訳ありませんが、「ヘバーデン結節のある人は損な人」だと思います。それでも人生に負けるわけにはいかないのです。

実際に全身性（全身に起こる）のヘバーデン結節によって、手以外にも発症または転移し、重症化してしまい、生きがいをなくして人生に苦痛を感じている場合であっても、人は生き続けなければなりません。

80歳代で運動器系の障害（ロコモティブシンドローム）に悩んでいたとしても、思考だけは老いることはないからです。

ヘバーデン結節があってもなくても、健康寿命を延ばすには「プラス思考」「肯定的な考え」を常に持ち、人間関係を豊かにするという考え、そして自ら人の中に入っていく努力が必要なのです。それは、まだ人生の完成には至っていないからです。

残された時間を前向きに生きなければ、時間はただ単に過ぎていくだけです。自分が90歳、

80歳代は「ヘバーデン結節」があってもよい人生に変えられる

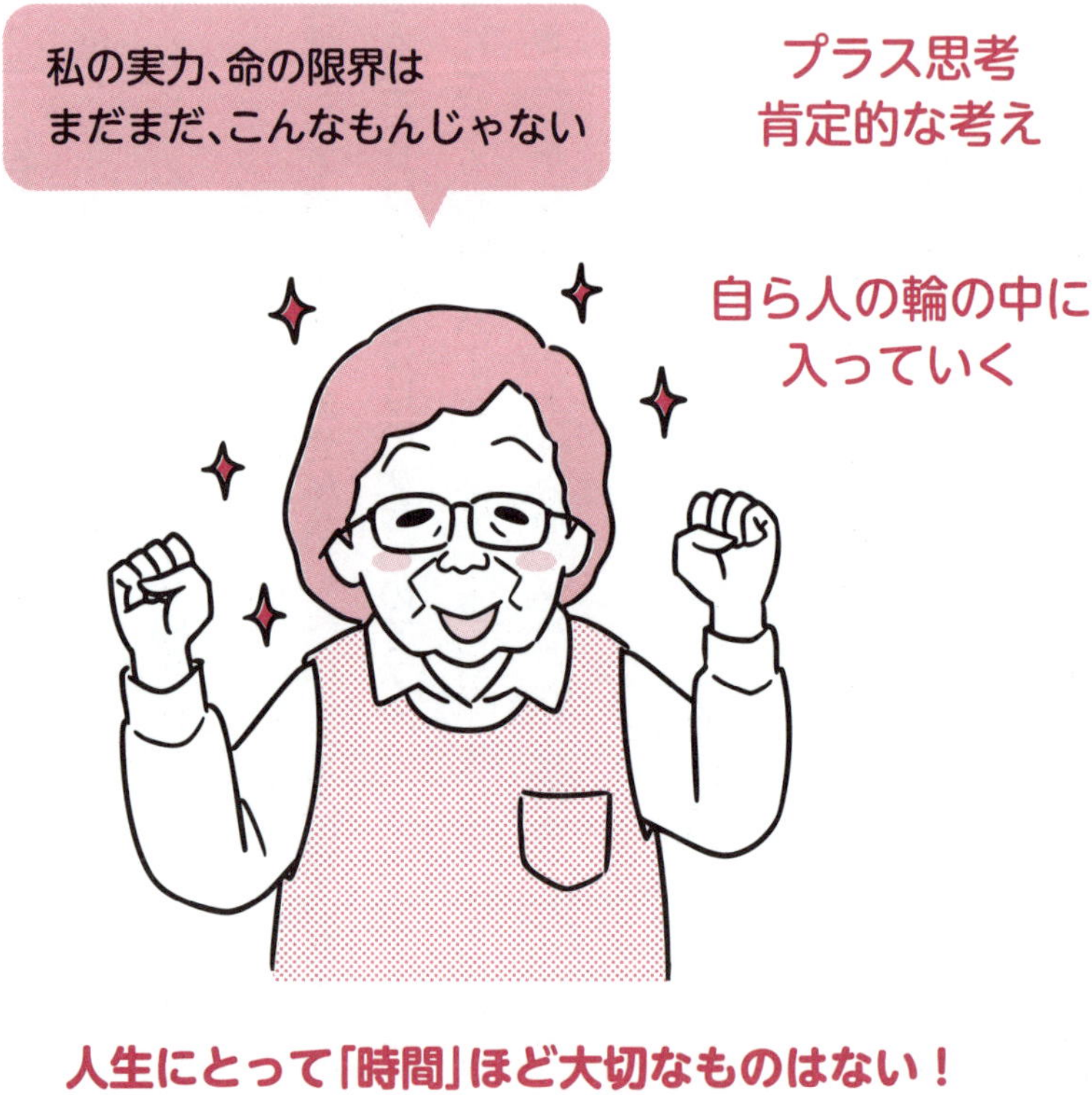
私の実力、命の限界は
まだまだ、こんなもんじゃない
プラス思考
肯定的な考え
自ら人の輪の中に
入っていく

人生にとって「時間」ほど大切なものはない！

１００歳になった時の一番の後悔は、10年前、20年前、80歳代の時に「免震ウォーキング」で、あらゆる困難に対し限界まで努力をせずに、時間を浪費したこととなります。

自ら進んで健康と幸せと平穏も願うなら、まず弱気になっている自分を奮い立たせること。

その第一歩として、80歳代であっても免震ウォーキングから始めるのです。

90歳代からの日々は「ただただ感謝の気持ちで満たす」

90歳代は自分の人生をふりかえり、「いろいろあったがおりあいをつけることができた」「自分にとっては最大限の努力をした」「太陽がいっぱいと幸せに思う時もあった」「なんとか人生を運よく乗りきることができた」「少し悔いは残るけれど今はすべてを良しとし、許せる」「とても気が楽になり自分が誇らしく思える」「いつ息を引き取っても思い残すことはないし、悔いはない」「これでよいのだ！と割り切ることができた」という気持ちになる時期です。

これは、長く生きてきた自分だけが感じることのできる存在感であり、満足感なのです。

思い当たるところがひとつでもあれば、今再び歩くこと、「免震ウォーキング」への挑戦をしてみてはどうでしょうか？　「免震ウォーキング」をするにはもう遅い、年をとり過ぎたと思うのではなく、**少しでも歩くことができるなら、なりふり構わずはってでも「日常生活の中でできるだけ自分のことは自分でする」という気持ちを持つのです。**

なぜなら、思い立ったらすぐに始めることで、自分に残された大切な時間を無駄にしないで済むからです。

そして、１００歳以上生きた時、この10年間、20年間を歩けたこと、自分でトイレに行けたことへの感謝の気持ちに満たされ、無駄のない時間、後悔のない人生で終わることができるのです。

私たちに存在意義と満足度のある人生をもたらしてくれるもののひとつに、「最後まで自分の足で歩いてトイレに行ける」ということがあります。

人生をふりかえると一瞬であり、幻のようにも感じますが、その結果「生も歓喜、死も歓喜」と思え、再び生まれ変わることを信じられるかもしれません。

人々の「日々の健康と平和」をはじめ、「生命の存続」、「地球の環境とその存続」を心から願うことができるかもしれないのです。

このような人たちはもはや死に対して恐れなどなく、むしろ喜びさえ感じる最期を迎えることになるでしょう。

肉体と精神を燃焼し、力尽きた人の顔には、気品や気高さ、そして美しさが残るのです。こうして、**最後まで歩く**ことを人生の有終の美としたいものです。

90歳代はただただ感謝の気持ちで過ごす

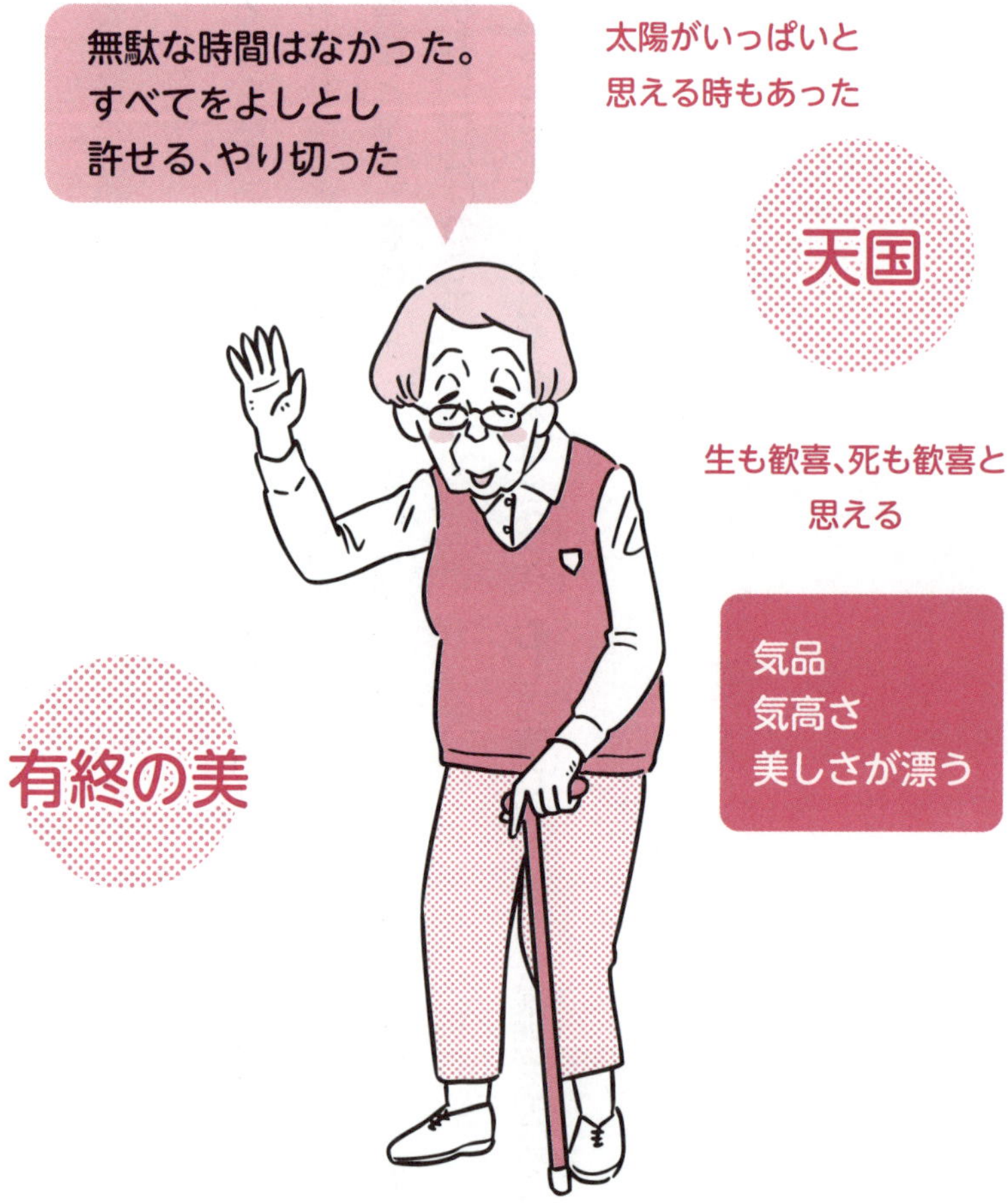
無駄な時間はなかった。
すべてをよしとし
許せる、やり切った
太陽がいっぱいと
思える時もあった
天国
生も歓喜、死も歓喜と
思える
気品
気高さ
美しさが漂う
有終の美

おわりに

巷で推奨されている「かかとから着地」する歩行やウォーキングは「重力とのバランス」を崩し、人間に本来備わっている免震や耐震機能を壊し、人類の存続を足から脅かしているのです。それが原因でさまざまな慢性痛や自律神経失調症、うつ状態、生活習慣病（代謝障害）が発症しています。

特に、40歳以降の女性では「ヘバーデン結節の全身性・同時性」が老化を早め、健康寿命を短くしているのです。これらの症状には、時間経過と質量が介在しているため、部分的に診ていたのでは本当の原因を解明することはできません。

私は、足裏から全身を「重力とのバランス」で追究しないのは、井戸の底で他の井戸にも生物がいるのかと講論している蛙みたいなものだと考えています。

「免震歩行」は、過去から絶えず変化してきた、地球の環境に順応するために用いてきた生存手段だったのです。

本書の内容のほとんどが新しい情報ですが、時代が激変している中、健康に対する常識においても、より新しい「真実性」が求められています。

「重力とのバランス」は自然界の法則を人間にあてはめた考えであり、何人も覆すことはできません。

よってこの真実を理解し、自らの中に取り入れ、健康の質を向上させることで「大切な人生の時間」を無駄なく過ごすことが重要です。

健康寿命の延伸に役立つという思いから、「かかと着地は大間違い」という言葉を使うことで、3名の先生とそれぞれディスカッションを重ねながら、共に講演・セミナー・勉強会を長年開催しています。

そして、私は出版するたびごとに、日本に研究の自由、表現の自由があることに幸せを感じ、そして柔道整復師の立場であっても社会に世界にお役に立てることがある、この使命感に無類の喜びを感じております。

●医療法人 徳志会あさひクリニック・一般社団法人 過労性構造体医学研究会（Gバランス医療）
会長 医学博士　三浦一秀 先生

●IMCクリニック院長・一般社団法人・過労性構造体医学研究会 理事　医学博士　村上浩先生

●医療法人和楽会 にこにこ整形外科医院 理事長・一般社団法人 過労性構造体医学研究会理事　沖縄県
会長　伊志嶺恒洋 先生

最大の理解者である3名の先生のご協力と監修を頂いたことにより、本書を出版することができました。心よりお礼を申し上げます。また、各医院のスタッフ様のご支援の賜物と深く感謝申し上げる次第です。

笠原　巖

身近なサポーターを用いて自分で改善

■意識だけでは正しい歩行はできません■

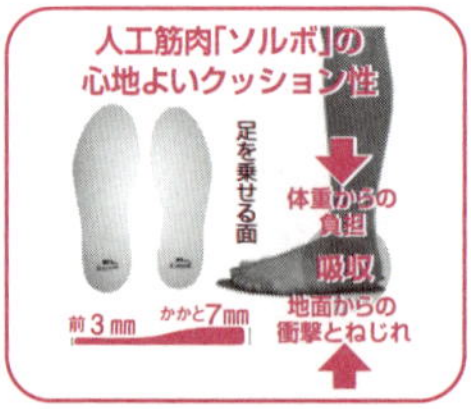

●私はひどい外反母趾「足へバーデンで、1年前にウオーキングを始める時に「町中ウォーキング免震インソール」(AKG-003) を使ったら、抜群のクッション性で足裏が安定して快適です。(60歳代女性)

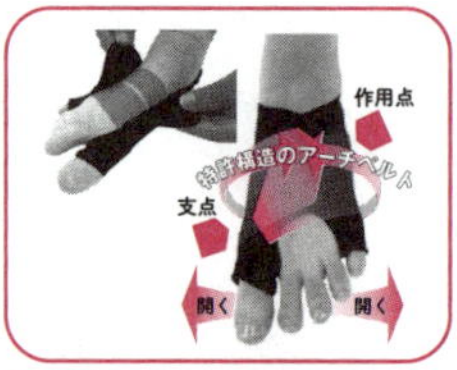

●「外反内反足へバサポーター「筒型タイプ」」(AKC-008) は、外反母趾と浮き指で悩む私の強い味方です。室内履きで、どんな足の形にもフィットしやすいので重宝します。(70歳代女性)

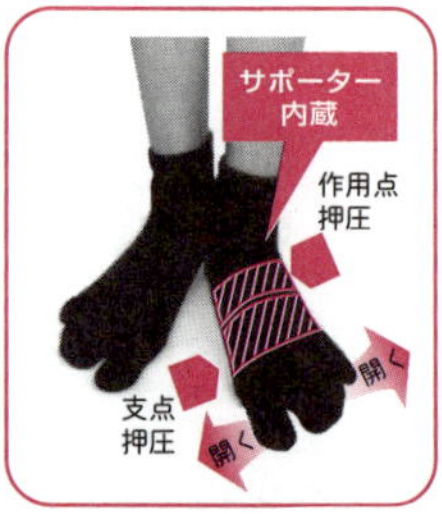

●普段から愛用している「歩ソックス（3本指テーピングタイプ）」(AKA-009) なら、履くだけで足裏のバランスが整い、踏ん張れるので、体も安定し姿勢もよくなり、ウォーキングが楽しくなります。(50歳代女性)

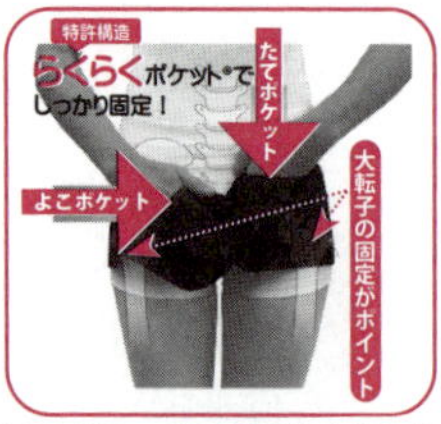

●腰痛持ちの私は「固定力股腰（ココ）ベルト」(AKE-007) を使用してから、ウォーキングの時も手放せないくらい腰が楽になり、姿勢もよくなりました。らくらくポケットで簡単に強力に固定できて、とても便利です。(40歳代女性)

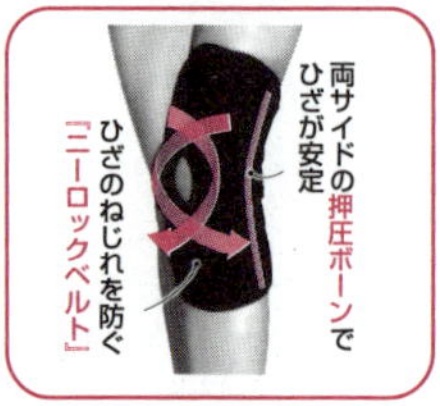

■友人に勧められて「ニーロック『固定力』ひざへバサポーター」(AKD-005) を着けたら、強力に固定されて、ウォーキングをしてもひざが軽くなる感じです。(60歳代男性)

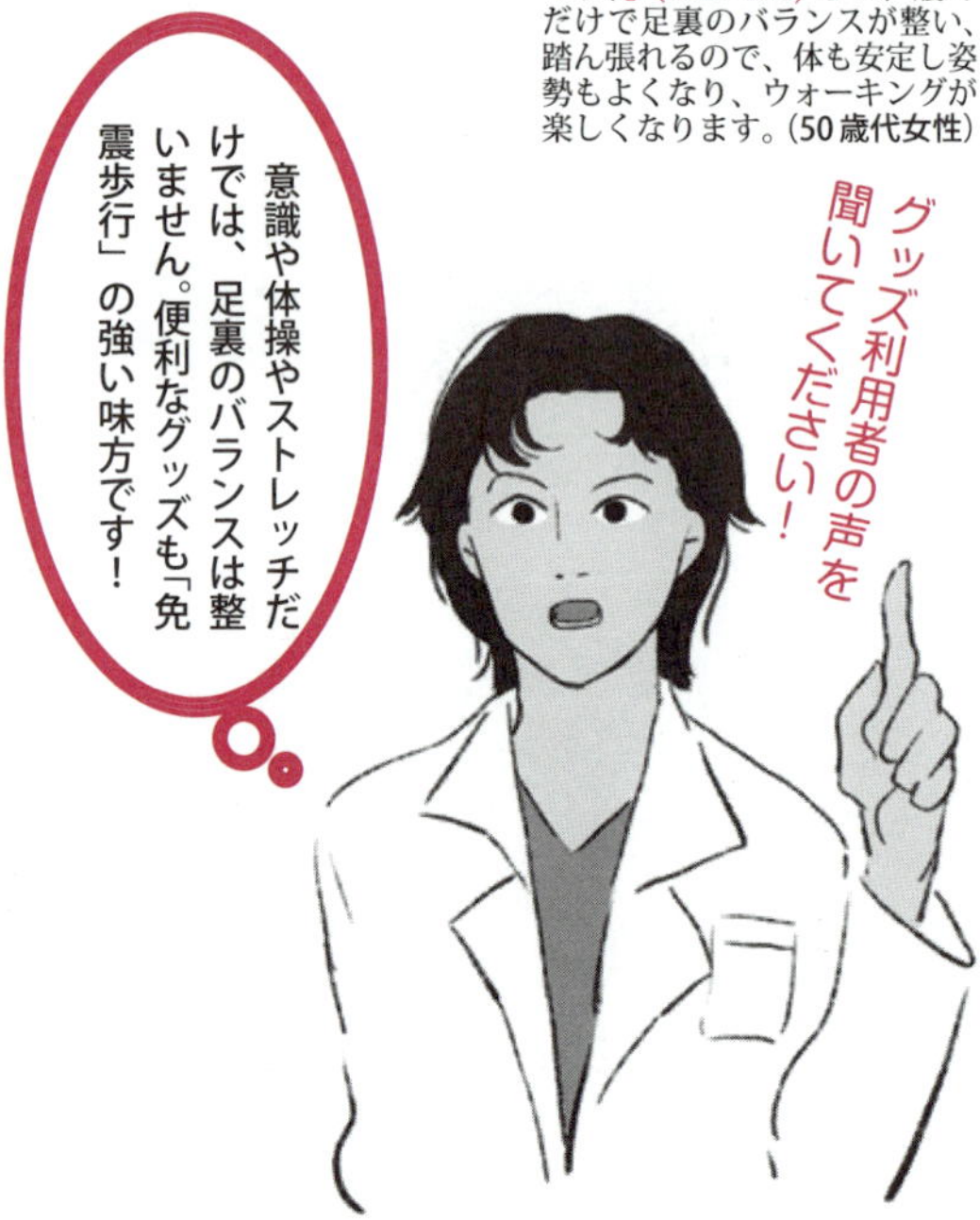

＊商品の詳しい情報については下記のサイトをご高覧ください。
フットケアショップ→ https://www.footcareshop.net
㈱足裏バランス研究所　TEL045-861-8944

【笠原接骨院】院長・笠原巖（かさはら・いわお）
〒244-0003 神奈川県横浜市戸塚区戸塚町 4183-1 笠原ビル 2F
受付時間：9時～17時（日曜・祝日は休診）
TEL 045－861－8558（施術予約）
https://www.kasahara.net

「足のトラブル専門。足、ひざ、股関節、腰、首などの不調に対し、足裏から全身を重力とのバランスでトータル的にみた施術を行っています。何回も通うのではなく、1回の来院で自宅で改善する方法の指導をふまえ、足から未病のうちに改善することを目指しています。

著者略歴

１９４７年に生まれる。外反母趾・浮き指・ヘバーデン結節研究家、笠原接骨院院長、過労性構造体医学（あしけん学）創始者。これまでの50年に及び施術３００万回以上。足裏の異常が体の痛みや不調を引き起こす「足と健康との関係」を重力とのバランスで力学的に解明した外反母趾・浮き指・「仮称：足へバーデン」研究の第一人者。40歳以降に発症する手のヘバーデン結節が遠く離れた手以外の関節にも起こることを医師らと共同で追究。「足から未病改善」を提唱。テレビや新聞等マスコミ、講演等でも活躍。外反母趾サポーターなど多数の特許ケアグッズも通販でロングセラーに。著書には『あなたの指先、変形していませんか？』（自由国民社）、『Ｏ脚は治る！』（さくら舎）などがあり、累計２１５万部突破。

かかとから着地《ちゃくち》は大間《おおま》違《ちが》い！

—免震《めんしん》ウォーキングで足《あし》へバーデン・浮《う》き指《ゆび》・扁平足《へんぺいそく》を改善《かいぜん》

二〇二五年一月一一日　第一刷発行

著者　笠原《かさはら》巖《いわお》

発行者　古屋信吾

発行所　株式会社さくら舎　http://www.sakurasha.com

東京都千代田区富士見一-二-一一　〒一〇二-〇〇七一

電話　営業　〇三-五二一一-六五三三　ＦＡＸ　〇三-五二一一-六四八一

編集　〇三-五二一一-六四八〇　振替　〇〇一九〇-八-四〇二〇六〇

装丁　村橋雅之

画像協力　Shutterstock／イラストＡＣ

本文イラスト　ひらのんさ

本文デザイン・ＤＴＰ　田村浩子（株式会社ウエイド）

編集協力　アイブックコミュニケーションズ＋安西信子（足裏バランス研究所）

印刷　株式会社新藤慶昌堂

製本　株式会社若林製本工場

ISBN978-4-86581-450-7